U0104426

灵枢理法

王伟 著

全国百佳图书出版单位
中国中医药出版社
·北京·

图书在版编目（CIP）数据

灵枢理法 / 王伟著 . —北京：中国中医药出版社，2023.3

ISBN 978-7-5132-8028-0

Ⅰ.①灵…　Ⅱ.①王…　Ⅲ.①《灵枢经》—研究　Ⅳ.①R221.2

中国国家版本馆 CIP 数据核字（2023）第 020429 号

中国中医药出版社出版

北京经济技术开发区科创十三街 31 号院二区 8 号楼

邮政编码　100176

传真　010-64405721

三河市同力彩印有限公司印刷

各地新华书店经销

开本 710×1000　1/16　印张 16.25　字数 230 千字

2023 年 3 月第 1 版　2023 年 3 月第 1 次印刷

书号　ISBN 978 – 7 – 5132 – 8028 – 0

定价　68.00 元

网址　www.cptcm.com

服 务 热 线　010-64405510

购 书 热 线　010-89535836

维 权 打 假　010-64405753

微信服务号　zgzyycbs

微商城网址　https://kdt.im/LIdUGr

官 方 微 博　http://e.weibo.com/cptcm

天猫旗舰店网址　https://zgzyycbs.tmall.com

如有印装质量问题请与本社出版部联系（010-64405510）

中医理法就在那里，不增不减
（序）

《灵枢理法》讲授的是《灵枢》吗？

不，其实讲述的是"四大经典"的中医思维，尤其侧重阐释"阴阳六经"学说。

透过本书，你对于《伤寒杂病论》的理解、对于《神农本草经》的理解，乃至对于后世各家学说的理解，或许会有"会当凌绝顶"的整体感受。

《灵枢理法》里面有作者创新的、独立的、完整的体系吗？

没有！作者王伟告诉你说，"我只不过复述了一遍《灵枢》大要而已，是我自己对中医理法的格物致知。"

在经典的引领下，无数医家都在致力于此。朱丹溪亲笔撰写的《格致余论》，就是他对《素问》等经典医籍的体悟与复述。"古人以医为吾儒格物致知一事，故目其篇曰《格致余论》。"

但是，我仍然认为：无论是丹溪、王伟以及其他对经典阐发的古今医家，虽曰"复述而已"，实则亦是对中医理法的独立体悟与独立复述。

且看丹溪先生在《格致余论》序言自述其著书缘由："《素问》，载道之书也。词简而义深，去古渐远，衍文错简，仍或有之，故非吾儒不能读。学人以易心求之，宜其茫若望洋，淡如嚼蜡。"

所以，丹溪先生撰著《格致余论》，是为了给他所在那个时代的广大医生们，一个更加适合阅读、更加适合理解的"新时代"版本。

换言之，中医理法就在那里，不增不减！

即便当年的黄帝、神农、扁鹊、仲景，亦是对中医理法的体悟与复述，撰著为当时的"新时代"版本，并因流传千年而终成经典版本。

在《灵枢理法》一书中，作者王伟先生重点阐释"阴阳、五行两大学说"之阴阳六经学说，并以针灸临床为例，阐释了"《灵枢》理法"的医道原理和具体用法。

正如"人迎气口脉法"绝非"脉诊之其一"，而是"阴阳六经"辨证体系之精要，本书《灵枢理法》亦并非"四大经典之灵枢、各家学说之一家"，而是阴阳五行之"阴阳学说"整体思想的阐释。

希望每个人在读完此书时，都会发出这样的感慨：

中医理法就在那里，不增不减！

刘观涛

2022 年 10 月

《灵枢理法》说什么?

（自序）

　　道是中国文化的精髓，中国文化的所有分支都朝向一个共同的方向，那就是"道"。道是一切事物最根本的变化规律，此规律可以用于各个行业。

　　医道就是指人体最根本的变化规律，是一切疾病产生与治愈的根本规律。

　　《灵枢》之所以被尊为经典，就是因为它用最简单的语言记述了这个规律。此规律并不在书中的某一句话或某一章中，而是整本书合起来就是在谈论这个道。

　　我们只有深入系统全面地学习整本《灵枢》，在经文的指导下系统全面地掌握人体与疾病的规律，才能运用此规律从根源处治疗疾病。

　　《灵枢》的文字完好地保存在那里。文字离我们很近，可是经中的医道以及由医道而发展的针灸体系，却离我们很远。

　　我们通过文字已经不能全然知道经典所云，虽然不乏有些文字能引起我们无尽的联想，也有一些文字能够有一定的临床实用性。但这些认识或者已经偏离经典原意，或者仅仅为经典中九牛之一毛。

　　我们需要系统掌握《灵枢》的针灸体系，不仅仅要掌握《灵枢》对人体的认识、对人体气血状态的精确诊断、以微针为主的针刺治疗体系，甚至还包括《灵枢》对天地与家国的认识等。

　　《灵枢》的人体观与针灸体系虽然是庞大的，但庞大并不复杂，需要我们一步一步地切入到经典之中，直至完美地融合。

《灵枢》以《九针十二原》为始——此为第一个始，从道的角度高度概括了微针的针刺纲领，并指明了微针的方向。明于此，则一扇大门打开，一个人体内的气血世界就呈现出来，由此展开八十一篇的论述。

　　当经典从第一篇展开慢慢到第九篇时，又有了一个始——《终始》。《终始》既是小的总结，又是新的开始。此篇将内心领会到的气血彻底落实到了人体之中，将心中了了的感受在人体行了出来，从此"道"便有了真实的实用性。

　　接下来的篇章面面俱到地论述了人体的各个细节，每一篇都将一个主题讲得通透。至经典快要收尾时，又有了第三个始——《官能》。《官能》将不可胜数的各个知识点进行了总结，"以为一纪"，主体以四字一句的格式概括了所有细节，合辙押韵，读起来朗朗上口。这些话应该是早期师生教学中口耳相传的精华，是学生需要背诵的内容，以此可以作为镜子来检查自己的所学是否有欠缺，并在未来走上歧路时能提醒自己回到经典之中，临床遇到不解时亦可以帮助自己梳理混乱的思绪。

　　如果说《九针十二原》是《灵枢》的大门，那么《经脉》与《终始》就是通往大门的两个台阶，走上这两个台阶，敲开《灵枢》的大门，便可见到壮丽的宫殿。

王伟

2022 年 12 月

灵枢理法

前 言

誓愿传承、践行、弘扬医道

誓愿传承、践行、弘扬《灵枢》针灸

一、从誓言与斋戒开始

安静地体会经典所说的极简极真的真相

我不擅长写书，也没有什么新奇的观点可以说，没有独特神奇的技法可以吸引读者。

本书所要讲的内容，其实在《灵枢》中已经说得很清楚了。经中说清楚了天地的运行规律、人体的气血运行规律、人体疾病的真相、引导人体气血修复疾病损伤的方法。

如果读者朋友能够安静地跟随经典，那么我的书就是多余的。

如果读者读经典时不知经中所云，本书将引导读者放下固有的认知，去体会经典所说的极简极真的真相。

本书只是起引导作用，书中的内容无论是对经典认识的广度还是深度还都远远不够。读者朋友一定要自己读经典，这个功夫无人可以取代。

> 夫子之墙数仞，不得其门而入，不见宗室之美，百官之富。
>
> （《论语·子张》）

《灵枢》的针灸体系美妙绝对超乎你的想象，会冲击你固有的认识。

一旦进入这个体系，首先会惊叹于微针的疗效，继而会佩服经典作者思维的高度，会佩服古人所达到的医学高度。

要进入这个体系，先从敬畏开始，从虚心处行，以敬畏与谦虚之心去读经典，便是与经典相互融合的开始。

斋戒和誓言

黄帝亲祝曰：今日正阳，歃血传方，有敢背此言者，必受其殃。

（《灵枢·禁服》）

斋戒和誓言是组成《灵枢》的一部分。在很多重要的经文出现之前，都会伴有斋戒与立誓。

我们习惯的读经方法为边读边解，用脑中存储的医学知识与哲学理论去解释。这样看似懂了，甚至能理解并得出极为复杂的理论，但实际上这是在扭曲经文。

经文是作者对人体与疾病观察的真实记载，是最直接地在记述医学事实。我们解读经文，把经文解读成各种新奇的理论，这就使得真相被扭曲。

阅读经典，我们要么会借着经典的文字，看清人体与疾病的真相，那么就会油然从心底赞同，与经文产生共鸣；要么顺着经典的文字，去观察人体与疾病，却看不到经文记载的真相。因为没有真实地看到，我们便对经文不理解。

这就需要我们反复地阅读经文并更用心地去临床观察，以使我们看清真相。学习经典的目的不是解释经典，而是让糊涂的我们看清真相。

读不懂经文的最大障碍，就是我们试图去理解经文。我们理解经文，不是为了真正通过明白经文的原意而看清疾病，而是为了在自己已有的知识之上，通过理解出不同的经文意思以使自己的知识更加丰富。所以经典被各种知识丰富的大脑理解得面目全非，各种以经典为幌子的技法大行其道，经典就此隐没。

我们读经典只有一个目的，在心中真实呈现经典的原意。我们不是要改变经典来填充自己的大脑，而是改变自己的大脑去融入经典。在经典原意的指导下，充分地看清疾病的真相，原原本本地掌握经中的针刺技法，以最大程度地发挥经典针刺的疗效。

斋戒的目的

斋戒的目的是洗去所有大脑存储的各种混乱妄想，使心安宁；洗去由于驾驭"自认为比别人高的理论"而带来的膨胀傲慢。混乱妄想、膨胀傲慢是我们借助经典看清真相的阻碍。

我们非常宁静柔顺地接受经典的指引，不扭曲经典。

谁能不受烦乱的大脑打扰，不去用自己的大脑推理经文的意思，安静地去体会经文所表达的本意？

谁能在读完一段经文后不知其意，不选择胡乱地猜想经文，而是安静地再读一遍经文？

在读经时自己忽然产生了奇妙的猜想，这些灵感让人兴奋，此时谁能够仍旧安静下来反复地读经文，以正视这个灵感？

这个灵感或许是对的，对的灵感让人平静，且能够得到前后经文的印证；或许是错误的，错误的灵感难以让人平静，且难以与前后文相呼应。

不被烦乱的大脑操控，安静下来，保持谦卑敬畏之心是读经最重要的，这就是斋戒的目的。

誓言的目的

誓言的目的是勇于放弃自己旧有的思维模式与理念，以向经典靠拢为方向，最终达到用经典的语言思考，用经典的理念诊治疾病的目的。

这不单单是获取经典的知识，更是更换思维，将自己的思维与天地人体之道相合，是内核的更新。

这不像获取知识一样是为学日益，而是舍弃旧知识、旧信念与旧思维模式的为道日损。

在这个更换思维的过程中，最害怕的就是意志不坚定。

这需要我们经历一段时间反复地阅读经文，以重新构建思维体系。这个体系用的是经典的语言，表达的是天地之道，是由道而发，以此思维方能看清疾病。

在这个过程中，会出现各种诱惑，也会经历自我怀疑，唯有坚持读经，才可以跨越这个过程，直到见到经典之中的"宗室之美，百官之富"。

斋戒与誓言是一个改变，一个终始。

告别固有的模式，不再以索取的心态读经，而是信任经典，顺应经典的指引看清疾病的真相，以经典的源自道的视角看待疾病，在此之上再以经典所记载的轻柔的针刺方法治愈疾病。

传之后世，以血为盟，敬之者昌，慢之者亡，无道行私，必得天殃。

（《灵枢·终始》）

二、《灵枢》书名解

灵——非常神圣的一个汉字。人为万物之灵，灵为人异于禽兽所独有的，人有灵则可沟通天地，代天言教，替天行道。

枢即是枢纽，为最关键的部位。

灵枢合起来即是用人所独有的灵找到人体疾病的关键枢纽之处，并用灵巧的方法顺应天地与人体之道，在关键枢纽位置调整，以使人体恢复健康。

守住灵，顺应灵，才能成为明医。

人独异于禽兽之处为人有心，有心则有灵，故曰心灵。

从古传承的中国文化，都是以找到这个心并使此心光明为教之根本。

孟子曰此心有四种表现，为恻隐之心、羞恶之心、辞让之心、是非之心，围绕此四心而行事则有仁、义、礼、智之四端。

四心为本，四端为用。以此四端继续扩充则可修身、齐家、治国、平天下。中医治病之行亦在其中。

如此形容心若觉略有空洞，孟子以实例举之。

曾经齐宣王坐于殿上，见人牵牛去祭钟，牛将被杀之时浑身畏缩颤抖，非常凄惨。宣王实在不忍见此，故命臣子放之。

臣子问如果放了牛就没有物品祭钟，祭钟为国之礼不可废，宣王则说以羊代替。

利义之辨为《孟子》全篇重中之重，若要读懂孟子此段故事，首先要停止从利上思考。

此事若从利上思考，则会评价齐宣王小气，不舍牛而用羊，无可赞之处，且以羊易牛虽救一牛而杀一羊，以此行事无任何意义。

若从义上思考，则大有不同。鸟之将死其鸣也哀，任何的动物在被杀害之时，都会发出极度悲鸣的呼唤。只要心没有被彻底地蒙蔽住，遇到此事都会心生悲悯。此悲悯之心为人之所独有，人无此心则与禽兽无异。

我们用头脑思考牛被杀的过程，会基于利益做各种推理、猜测、分析。在这些头脑的思考之后，我们会以一种或多种理由为支撑来行动。此行动就没有心的启动，就不是灵。

头脑安静下来，我们用心去体验牛被杀的场景，如同亲临其境去感受，此时我们的心便动了起来。

只要我们的心是中正的，不对牛有偏见，所有的人都会升起共同的心，都会有共同的行为方向，此方向为尽力找到牛将要被杀的原因，拯救将要被杀的牛。

有了这个方向，我们再启动头脑想办法柔顺地朝向这个方向行动，此行动就有了心的启动，就是灵。

用心去思考做事是体验，用头脑思考做事是推理、猜测、分析。

我们再来看齐宣王的这个行为，我们或许可以说这个行为并不睿智，但是这个行为的方向是对的，是有灵的行为。

那么这个行为无论结果如何，都养了心灵，没有泯灭的良知是仁君最珍贵的财富。

守住这个灵，顺应这个灵，就可以成为明君。

同样医生亦是如此，守住灵，顺应灵，才能成为明医。

什么是真正心的启动

这里还有一个需要注意的问题，用心去做事并不是放纵情感去做事。当一件事情不如我们的意愿，我们愤怒甚至发疯地去对抗不如意，这不是用心，在这个过程中良知没有启动。

动物在被挑衅时会愤怒，并顺着这个愤怒去攻击，这时此心虽动但不是灵。

只要是基于这个愤怒的心，哪怕我们用头脑想出各种复杂的主意去对抗，也不是灵。

只有我们松开这个不如意所带来的紧绷，无论是头脑的紧绷还是内心的紧绷，用松软灵动的心去观察事情的来龙去脉，知道事情真正因何而起，因何而加剧，用心看清事情内部的原因，守住心的中正去引导事情向更好的方向发展，方为心的启动，为有灵。

所以真正心的启动，不离恻隐之心、羞恶之心、辞让之心、是非之心，在心的指导下的行为不离仁、义、礼、智。

下面细细阐明心启动的过程：首先必须做到的是停止大脑以计算得失的方式思考，让大脑处于安静状态，无论脑中出现什么信息，都不要让自己陷入患得患失的紧张之中，对外物不贪不畏。

只要去除了头脑的束缚，心自然会启动，此即为真心启动，为灵。

下面我们体会一下看到屠刀之下的牛时那种悲悯之心升起的过程：大脑是安静的，没有被胡思乱想搅动的心是柔软自然的，在这柔软之中恻隐之心升起。

这时候并不是在用大脑思考，而是在用心思考。如果始终在这种状态下去做事，始终不让大脑紧张起来，在行为之中始终不被"利"所束缚，守住这个心去做事，就是不忘初心；保持这颗柔软良善的心推己及人地做事就是致良知；在做任何事的时候都不被利益蒙蔽这颗心就是忠恕；任何时刻、任何行为都是在滋养此心，就是养浩然之气。

不忘初心、致良知、忠恕、养浩然之气，名词虽异，所言不异，只要这颗心不丢，就是君子、大人。

学习《灵枢》最重要的开始就是找到这颗心，用这颗心而不是大脑

灵枢理法

去看病。

孙思邈曰："凡大医治病，必当安神定志，无欲无求，先发大慈恻隐之心。"这句话道出了中医的真谛，安神定志，无欲无求，就是斋戒沐浴，让头脑安静；发大慈恻隐之心就是找到人独异于禽兽的心，以此心来看病，方是中医。

如何通过"枢机点"引导气血变化，带来稳定的疗效

枢，即枢机、枢纽之意。古代行军打仗最重要的是勘测地形，找到地势上要害之处。此处为战略必争之地，此处的得失在战争的胜败中起非常大的、甚至是决定性的作用，在此处驻军可以较少的兵力发挥极大的作用，同时占领此处能够震慑远方，此即为枢之所在。

人体各处充满着枢机，用心探索，自会找到枢机所在。认清这些枢纽，轻触这些枢纽会带来人体气血较大的变化。

同样，疾病也会让人体中相应的枢纽有所反应，这些枢纽运行是否良好，对人体的健康起到关键作用。

不同的疾病、疾病的不同时间都会影响不同的枢纽，疾病的外在表现可能很复杂，也可能遍布全身，而决定疾病的关键点就是这几个枢纽。

找到这几个点，用一定的方法调整，则可牵一发而动全身，用最省力的方法获得人体最大程度的健康。

微针对人体的刺激是非常微弱的，但是只要找准关键点，并顺应人体的气血给予微弱的刺激，就能够使人体发生一系列的变化，这就是古人静下心来用心生活、用心观察人体所发现的智慧。

《灵枢》不是教你什么病该怎么治，而是展示出人体气血的运行变化规律，展示出人体内部的经脉气血走行与枢机所在，一步一步地教读者看清疾病如何影响人体的气血发生的各种变化，找到每一种变化的枢机点所在，如何通过枢机点去引导人体的气血变化。

《灵枢》所讲的这一切都真实不虚，其所带来的疗效也是稳定而真实的。

学医当在两个关键之处努力

读者朋友或许会不耐烦地说：我们想学习针灸技术，你就直接告诉我们与临床有关的技术，不要讲心灵鸡汤。

在这里，我要明确地告诉你们——读者朋友，我的中医同行，这些就是与临床息息相关的技术！抱持急躁的心会错失最珍贵的财宝，不知道什么才是最重要的。

针灸临床由两部分组成，一是真实地看到疾病根源的诊断，二是在根源处拨动枢纽的治疗。能够完成这两部分只有依靠有灵的心，并训练这颗心使其敏锐并公正。

针灸根本没有特效穴，也没有一用就灵的技术。

有灵的人自会知道学医当在这两个关键处努力，不迷惑，不漫无目的地学，而是扎实训练，这样才符合《灵枢》的精神。

没有灵的人总是希望学习一些别人不知道的技术。殊不知无视人体的规律，不明疾病之根源，虽有无上秘传那又有何用？

故学医务必要先冷静下来，看清楚道路，审慎前行。

三、回归初心

针道的关键不在于教给大家一套名之为"针道"的知识，不是去学习一套不平凡的名之为"针道"的针灸体系，这些都不是真正的古人所言之教。

古人的教育，为修道之教，是教授在工作与学习中恒守有灵的心，并通过工作与学习滋养此心使其成长，这是所有圣人唯一教授的内容。

有灵的生活与工作是幸福的、丰富的，天地养育的生灵本当健康幸福，可是现在的人们习惯性地离开了这个灵，失去了天地的滋养，便产生了各种病态。

我们医生的工作就是以看病的形式赞天地之化育，守住有灵的心，去找寻每位病人的枢纽，带给病人健康幸福。

回归和守住有灵的心的方法不外两种：一种是学习经典，拥有君子之气；一种是学以致用，践行忠恕之道。

学习经典：拥有君子之气

学习经典是让心灵回归最快的捷径。中国文化中所有经典皆可引导我们回归有灵的生活。

我们仅仅需要养成阅读经典的习惯，这个习惯带来的益处，会使我们惊讶到难以用语言形容，因为我本人就是这个习惯的极大的受益者。

阅读经典，首先要放下功利心。虽然阅读经典会给我们带来巨大的益处，但是只要带着功利心去读经典，经典中的道理就仅仅是知识，会成为我们指责别人的利器，而不能让我们融入其中。如果不能通过这些道理来转化自己的习气，就不会得到大的益处。

放下功利心，如切如磋，如琢如磨，是读经典最佳的状态，这种状态或者说是在玩味经典。

我们读完经典中的一句话，既不用力思考其中的道理，也不走马观花一带而过，只是细细地品味，静静地用心去印证。

只要我们能够正确理解经典的道理，这些道理会让我们内心很得劲，会觉得本来就是这个理，就应该这样，就差有人点明。这个道理被经典点明，这样有灵的心便渐渐苏醒，我们的心便与经典产生共鸣，欢喜由心而生。

有时候我们不能理解经典的道理，或者觉得经典的道理难以接受，此时既不要迷信，强迫自己相信这不能体验到的道理，也不能因为经典不合我意便攻击经典，也不能高高在上地指点经典。

带着这个疑问，深入经典之中，这个道理我们今天不能产生共鸣，或许是因为我们理解上出现偏差，或者是我们还没有为这个道理做好准备，不要纠结于某一处的不通，也不要遗忘这一处不通。

继续读经典，我们会在其他片段中找到共鸣的快乐。读经典难免会有不懂之处，每天也都会有共鸣的快乐。

这样读一段时间，原先不通之处或会慢慢地通开，或会在某一次阅读的过程中忽然想通，这样学习经典我们的心会伴随着快乐越来越通透，与天地之道相合得越来越紧密。

此为经典之学，"乐是乐此学，学是学此乐，不乐不是学，不学不是乐"。

温故而知新，经典的魅力就在于：我们只要去读，就总是会有新的更深入的体验。学习经典是没有止境的，是螺旋上升的过程。

如果我们声称读懂了某一篇经文，说明我们固化了，再读这一篇的时候就会牢固地守着自己的观点，不会被经典所指引。这样读经典就没有提升的乐趣，甚至可能因为固守从此与经典分道扬镳。

只要放松下来，我们便不会固守己见。这样即使同一篇经文，在每一次阅读时都会有不同的体会。

无论多么愚钝的人，只要阅读了一段时间的经典，他的气都会发生转变。由起初明白经典的道理，到体会并赞同经典的道理，到渐渐身心合于这些道理，日常生活中自然行出这些道理，渐渐赞天地之化育的行为成为自己行为的习惯，气便发生彻底的转变。

转变后对事物的价值判断，不再是依于脑中被灌输的逻辑，而是依于天地之道。

判断行为的对错也不再依据脑中的价值标准，而是看发出行为背后的力量是否依于仁义礼智。"出乎尔者，反乎尔者也"，以什么出就会得到同样相反的作用力，行为出于仁义礼智，才能给别人带来真正的益处，也才能让自己长久得益。

让学子拥有君子之气成为大人，是中国教育的方向。

学以致用：践行忠恕之道

真正的学习经典是在生活中行出经典之道。将经典应用于生活的关键，就是时时恪守忠恕之道。"夫子之道，忠恕而已矣"。

心感物而动，只要我们接触到事物，心就会随之而动。这时候我们要时时自省，反观自己心动是否源于初心，是否源于良知。

初心与良知名词不同，实质相同，为人心与天地之心一致时的状态。

感物不动心是草木，感物乱动心是禽兽。我们要诚实地面对自己心的状态，不掩盖不伪装，看自己的动心是否符合恻隐之心、羞恶之心、辞让之心、是非之心。

忠，即是忠于良知，在良知的指导下做事生活，便是忠。

我们不是圣人，也不能把自己想象成圣人，然后在生活中模仿圣人的言行。更不能以圣人的标准要求别人，尤其不能要求孩子，这些都不是经典之行。

我们有习性，这些习性会使我们不自觉地乱动心或不动心，要时时知道心是否被蒙蔽，这是行的关键。

至诚无息，当被情绪控制，或没有任何情绪的麻木时，我们首先要诚实地去面对这个情绪，这里埋藏着我们许多的习性。

此时是意识在和事物的表象对抗，这种对抗对自己与事物双方都无益，此时要知道的是一定在哪个认识里出现了问题。

不管麻木的情绪还是对抗的情绪，都不可以无视，不可以放任，不可以找借口，不可以通过控制来让情绪满意。

中庸之道的方式是宽恕事物的表象，不与现象做对抗。松下来去觉察，这样我们的关注点就变为事物的起因。我们继续不对抗，一直放松下去直到找到最根本的起因。

当我们放松到可以看到事物本质的时候，自然就不再想与事物的表象对抗，此时初心就会启动，就会以仁、义、礼、智的行为来与事物互动。

看透问题才能从根本上放下对抗的情绪，才能真正做出对双方都有益的互动。

恕，即是宽恕，是放松下来不与事物对抗，是以上善若水般柔软的心态去看待事物，一直宽恕到心忠于初心的状态。

忠与恕所言为一，没有忠于初心就不可能以宽恕的心态找到事物的根本，没有宽恕的行为就不可能忠实地守住初心。

看到真实的不被信念操控的世界

守住初心去观察世界，只要我们愿意放下对自然的恐惧，走入自然，在自然中放松下来呼吸，并放松下来去观察世界，这个世界就不再是冷冰冰的弱肉强食的战场，而是丰富真实充满爱的世界。

对于外在自然现象的解读，习惯了坚硬对抗的人会找到无数的证据支持弱肉强食的信念，会拒绝美好，恐惧放松，以坚强的毅力顽强地去与世界拼搏，这样做就失去了体会人生本该有的美好。

无论是儒家还是道家都反对这种坚强，因为这种坚强是非自然的，是熏习而来的，是心被蒙蔽的状态，古代智者的言论都是在引导蒙蔽的心启蒙，这样才能看到真实的不被信念操控的美丽世界。

放松下来用心感受世界，真实地感受阳光、水、空气、土壤，以及生活在这之中的万物，要身临其境真实地感受，不要活在头脑的信念里，去真实感受天地，就会知道天地不是战场，会欣赏到阳光的美丽，水的温柔，空气的滋养，大地的支撑，会体会到人生活在天地间不靠自己顽强的拼搏，而是靠天地的滋养，天地的本意就是滋养万物。

这种滋养是天地无私的给予，这无私中没有偏心，一切生物皆得到滋养。

我们会体会到万物并育而不相害，一切都是如此的美好，会自然愿意"赞天地之化育"。所有中国文化的经典都是在赞这个化育。

真实地体会到天地之美，会放松下来找寻外在事物变化的内在原理，会在每一个事物中找到天地之道的运作规律，会赞美这个运作规律并顺应它去行动。

羊吃草、狼吃羊不是弱肉强食，而是一种制衡。我们恒守恻隐之心来看这场杀戮，就会知道这种制衡是当下最好的选择。没有制衡，贪婪的草会长满地球；没有制衡，贪婪的羊也会吃光所有的草。

羊只要恒守觉知不贪婪，就能够及时躲避狼的攻击，不容易成为狼的食物。一旦过度贪婪自会招致杀身之祸。这就是天地之道无私的运作，这是中国古人的世界观，是基于真实的宇宙法则建立的世界观，融入这个真实有爱的世界观之中是中医的开始。

任何生物是否能够恒久昌盛，不取决于自己多么坚强，而是是否能够顺应天地之道，人亦如此。

飓风不会终朝，暴雨不会终日，所有的坚强都不能长久，回归天地是真正智者所为。

带着有灵的心生活在这个世界上是幸福的，也能够带给他人幸福，以此心去看病方能真正普救含灵之苦。由最根本规律所发的医道，自然会展现在我们面前。

很多人或许会嘲笑我对自然的认识太天真，会认为真实的自然就是一个战场，只有坚强的适者才能生存。

我们不要在价值观上争论，任何的价值观都是后天灌输的，这些价值观都会对我们见到的现象进行加工，以使现象作为我们价值观的证据。

说自然是一个战场也好，说自然爱我们也好，不要紧盯事物的表象做文章，不要对自然赋予个人情感，去用心感受自然，就会知道经典是对的，是真相。

对自然与生活的态度就是对人体的态度，如果我们不能改变对自然与生活的态度，习惯以征服者的心态与自然相处，就会在治病过程中以征服的心态去对待疾病。

在生活中用心与世界互动，在看病中自然会用心去与病人互动，这个用心看病是脱离经验，用心真实地感受到人体的运行规律，这就能看到一个活灵活现有生气的生命体，这就是《灵枢》所记载的真实的人体。

我并不想灌输一套价值观，而是要读者明天地与人体之道。如果读者不能接受我描述的世界，不必强行相信，存疑便可。

养成读经的习惯，试着融入自然，我相信每位读者一定都会看到与《灵枢》作者一模一样的世界，也都会用最简单的方法看清人体的真相，一扇新的大门就会打开，由最根本规律所发的医道自然会展现在我们面前。

语徐而安静，手巧而心审谛者，可使行针艾，理血气而调诸逆顺，察阴阳而兼诸方。

（《灵枢·官能》）

四、关于心的训练

《灵枢》中有无数个价值百万甚至难以用金钱衡量的技术，如果你不守住初心的状态，仍然用以前的惯性去思考疾病，去操作针灸技法，这些无价的技术在你面前一文不值。

我们必须以古人的心，古人的思维方式，才能够驾驭这些技术，故我们首先不要着急去学习技法，而是先训练心。

经言："得其人乃传，非其人勿言。"古人衡量是否可以传授这个人秘典，不是看他是否勤劳、聪明，是否有足够的学识，最看重的在于他是否有一颗安静、灵敏、柔软的心。

柔软与灵动是心的特性，是心最本源的状态，也是心最幸福的状态。

只是由于后天的染习，我们的心开始变得坚硬，失去了灵动。

婴儿的气是柔软的。当外在的事物吸引了婴儿的目光，婴儿会充满好奇与喜悦地盯着这个事物，如果感觉安全会一直盯着看，即使一直盯着也没有离开柔软。在这个过程中始终没有紧张，是自然的放松，对事物长久且柔软地进行观察，这种能力每个人与生俱来，为人之天性。

在这种观察中，大脑是安静的，没有用概念去分析，没有用逻辑去推理，没有用文字去加工，只是安静地看事物的原貌。

因为大脑是安静的，没有打扰到自己与所观察的事物，也就没有束缚自己的心。此时内心的灵动会去欣赏事物的内在，会欣赏事物内在的美。

只要心保持放松与柔软，就会一直欣赏事物，心就会一直灵动，会对事物的内在观察得越来越细腻。保持这个状态，在这个状态下长久地观察，便能体会到内在引导事物变化的规律，自然会开启与事物良性互动的智慧。

在这个过程中，如果大脑躁动，试图去分析、推理、加工，便有了想要控制的私欲，便会切断这种欣赏，此时的心便不再柔软。

"专气致柔，能婴儿乎。"恒久地保持心的柔软灵动，恒久地在这个状态下去观察，心恒久不被污染，这就是学习的方向，是近道的方向。

一切学习都止于心的回归，一切学问都始于此回归的心，故曰"终始"。

专气致柔：一个医生非常重要的训练

"天命之谓性，率性之谓道，修道之谓教。"回归心的柔软与灵动，或者说恒守心的柔软与灵动，便是中国文化的教育。

我们需要一些日常的训练，以使自己能够如婴儿般恒久且柔软地观察事物，既要保持专注，又要保持放松自然。

很多人习惯性地认为专注就需要紧张，放松就是慵懒的松懈。紧张或松懈都不能发挥心的能力，既不紧张也不松懈的关键就是柔软，让呼吸柔软、目光柔软、思维柔软，这柔软之中又要充满了恒久专一的毅力，此即"专气致柔"。

这个观察过程是心在体验这个事物，此时只要我们能够始终专气致柔，柔软又有毅力地反复阅读经典，如此阅读便越来越有深度，自然会合于经典所言，明经典之理，借助经典看清人体。

柔软又有毅力地反复思考人体不适的机理，柔软下来深入地观察人体，自然会找到疾病的枢纽所在，自然会用非常柔和轻巧的方法治愈疾病。

遇到问题时保持放松、柔软与专注，这是一个医生非常重要的训练。

在生活中我们要时时觉察自己的紧张，训练自己在专注事物时心不紧张的能力，眼睛不要用力盯着事物，心也不要努力抓着事物不放，更不要有用自己的心控制事物的想法，放下一切对事物评价的标准。

放松下来用目光轻触事物，此时身体、心、目光都是放松柔和的状态，我们的心就灵动起来，事物就会给我们的心带来真实细腻的感受。此感受先于语言出现，这感受并非用语言能够完全表达，"道可道，非常道"，是源于道的直接感受。

赞天地之化育不是虚伪的对自然的赞美，在看到自然界中的一朵小花时，只要我们的心是放松柔软的，自然会被这朵花的美所打动，会由内心深处发出淡淡的喜悦，会不自觉地赞叹这种无法用语言表达的美。

王阳明曰："汝未看此花时，此花与汝心同归于寂。汝来看此花时，此花颜色一时明白起来。"就是这种欣赏花时明白的感觉。

内心柔软敞亮，保持这个状态就能一直欣赏花的美丽，也能欣赏世界的美丽，在这个状态下去看病人，会很明白地知道病人的偏差之处。对疾病"心领神会"：全然地放松并充满觉知。

临证面对病人时，有人习惯性地用脑中的知识体系去推理疾病，也有人习惯在头脑中找寻治疗该病的知识，这些都说明医生临证时是紧张的，是在紧盯着病人。

只有放下紧张的大脑，身体、心、目光都放松柔和地去观察病人，安静地聆听病人对不适的描述，我们心中慢慢会有一种体会。

随着放松下来与病人深入地沟通，这种体会会越来越清晰细腻，就会知道病人哪里出了偏差，而且会比较确定疾病就是这个偏差引起的，之后我们会用语言描述这种偏差。

此即"明白四达，能无知乎"。我们不是通过知识，而是通过安静细腻的心真实明白地看清疾病。

当我们心中捧着复杂的公式，用公式分析来分析去地推理病人的病情，或者在头脑中找寻书中记载传说中会有效的方法治疗疾病，这时心是绷紧的。

放松下来，去掉这些负担，心就是专气致柔的婴儿状态，在这种状态下安静地听病人的诉说，目光轻触感受病人面部色泽的偏差，手指轻触脉管感受其中气血的偏差。

只要看病时没有紧张，就会非常清楚地知道病人内在气血的偏差，此"昭昭之明，不可蔽"。

经言"粗守形，上守神"。所谓上守神，经典有两种不同的解释，一种为不守人有形的实体而是守人无形的气血，另一种解释就是守住"得神"的状态看病，对疾病"心领神会"。

请言神，神乎神，耳不闻，目明心开而志先，慧然独悟，口弗能言，俱视独见，适若昏，昭然独明，若风吹云，故曰神。

（《素问·八正神明论》）

目明心开而志先，这就是得神，就是心放松下来的状态，在得神的状态下看病自然会用心去感知病人气血的偏倾。

中医经典的教育，不只是教授医学知识，更重要的是在临床与生活中改变旧的习性，让源于天性的心彰显扩大，即动心忍性。

只学知识不改习性的学习是不会成为明医的，所以去欣赏自然就是重要的学习，去放松下来与家人、朋友相处也是重要的学习。

先放下书去欣赏一朵花吧！让内心升起淡淡的甜美，才是最重要的教育。

保持心的柔软与灵动，全然地放松并充满觉知，这是学习《灵枢》的秘密，也是临证取得好疗效的秘密。

王伟

2022 年 12 月

目　录

灵枢理法

小针之要

一、易用难忘的微针

黄帝问于岐伯曰：余子万民，养百姓而收其租税；余哀其不给，而属有疾病。余欲勿使被毒药，无用砭石，欲以微针通其经脉，调其血气，营其逆顺出入之会。令可传于后世，必明为之法，令终而不灭，久而不绝，易用难忘，为之经纪，异其篇章，别其表里，为之终始。令各有形，先立针经。愿闻其情。

（《灵枢·九针十二原》）

下面我要讲的是本书最重要的内容。

无论我怎么强调它的重要性，对于已经习惯于以利益为前提思考、判断的人会认为是多余的，而对于那些平素以紧张为常态的人，我所谈论的可能就是无用的心灵鸡汤。

请读者朋友们不要将下面的内容当作知识去读，而是放松下来去体会，这是能否进入《灵枢》大门的关键。

《灵枢》的易用难忘，是最简捷的体验

拥有宁静美丽的心灵是一个人最优秀的品质，无数的文艺作品都在赞美这种心灵，无数的人们也都希望与有这种心灵的人在一起生活。

这种心灵是未受污染的样子，古人或用清澈广阔的湖水，或用洁白如玉的圆月，或用出淤泥而不染的莲花等各种意境来表达这种纯净，但这些意境仅是从不同的侧面来描述，而最纯粹的美是无法用语言与形象来描述的，只可以用最纯粹的心灵去体会。

这个纯净的心灵是上天赋予我们最珍贵的礼物。如果我们学了一大堆的知识，却丢失了纯净的心灵，即使学富五车，也只是在做最失败的折腾。

齐宣王见到用于祭祀的牛会心生怜悯。医者如果恒守柔软善良的心，见到承受病痛的病人，自会有淡淡的哀伤。哀伤中并无沮丧、懊恼、烦躁的情绪，这些情绪是让人离开宁静与柔软的私欲。

如果哀伤中没有私欲，心会更加柔软与宁静，心在放松的状态下最想要的就是更加柔软与宁静，这样我们自会发自内心地想要去探索疾病的真相，这是顺应心的愉快行为。

守住这颗心，让心自然随慈悲而动，我们不再用原先的视角来看待、分析疾病，不纠结于病人具体得了什么病名的疾病，而是真实地感受病人究竟怎样不舒服。是以柔软的心去感受病人的痛苦，没有这份柔软的悲伤，就没办法真实且细腻地去感受病人的痛苦。

知道病人得的是什么名称的病，脑中需要存储大量的与疾病相关的知识，是复杂的且易忘难用的。

用心去感受病人的痛苦，只需要保持心的纯净，人人皆可以真实地体会到病人的痛苦，缺乏的只是圣贤的引导使其更加细腻，这种体会是真实无错的，是简单的且易用难忘的。

《灵枢》的易用难忘，不是因为书中记载了一套简单易行的医学公式，运用这套公式去推演就可以包治百病。

《灵枢》的易用难忘，是因为放弃公式去真实地体验，是最简捷的体验，因此易用难忘。

最重要的针灸总纲

很多人长时间地被私欲蒙蔽，已经习惯于战斗式的思维方式，习惯于去找寻消灭疾病的治疗方法，意识不到动心的感觉，更不会意识到动心在整个医疗过程中的重要性，就很难得其门而入。

我们接下来要学习的《灵枢》，是古之圣人哀民之多病，哀当时普通医生所选的治疗方法对人体造成过重的损伤，以此慈悲之心而将极为易用之微针传于后世的。

"同于道者，道亦乐得之。同于德者，德亦乐得之。"（《道德经》）让自己同于道，这是最重要的，只要保持心的纯净，同于道，以柔软如水的目光穿行于《灵枢》之中，自会容易得道；以柔软的心去接待每一个病人，自会看清楚疾病的真相，找到最佳的枢纽拨动人体气血，使人体趋向平和。

如果见到病人，心里没有任何感觉，像机器一样地看病，这说明心已麻木，没有了感知能力；如果遇到疾病时被各种情绪搅动，心不安宁，则没办法看清疾病。

如何动心忍性，这是最关键的教育。动的是慈悲的心，忍的是躁扰的情绪，在这个过程中浩然之气日增，人会更加中正平和，对疾病的认识也会更加的真实细腻。

《灵枢》开篇便说明了最重要的针灸总纲，道明了两个具有方向性的关键话题，一是微针产生的因缘——慈悲之心，二是微针体系的特色——易用难忘。

二、《灵枢》中的疾病观

如果抱持真诚的态度去读《灵枢》，我们首先要坦白的是我们读不懂经文，不是字意读不懂，而是《灵枢》中所记载的医学现象我们没办法认同。

从道理上讲，《灵枢》所记载的是黄帝与岐伯所看到的真实客观的人体；但是他们看到的人体与我们现实中看到的有很大差异。我们现实所看到的是解剖所得的真实的人体，经中所记载的经脉、络脉、营气、卫气等都是我们看不到的，而且是理解不了的，所以我们很难认同。

医学的首要原则就是客观真实，如果医生明明看到的是甲，但是经典却说是乙，或者经典说的我们根本观测不到，那么我们对经典的信就是迷信。

作为与生命息息相关的医学，如果是建立在迷信的基础上，这是对生命的亵渎。如果我们对经典的爱是基于迷信，那么我们说爱经典就是

"有意无意的骗子"。

既然都是在观测人体，为什么现在医学观测到的人体与《灵枢》有这么大的差异？

原因就在于心的状态不同，导致观测角度不同，故而会产生如此大的差异。

如果想要真正学好《灵枢》，就要先放下惯用的视角去观察人体，也不要用惯用的方法来分析人体。用黄帝与岐伯的视角来观察人体，我们就会发现一个与经典记载一致的真实的人体。

关注点是真正的病人的痛苦，而不是物质化的数据

如果观察人体时没有动心，我们会自认为是在公正客观地记录看得见的人体实体，将所有的问题都物质化，用标准的数据来测量，再基于这些标准数据建立一个庞大的医学系统。治疗针对的是看得见的数据，使数据恢复标准为治疗目的。

虽然这样的观察看起来很客观，但是将人变成了数据，就失去了神。

只要我们动心，以慈悲心去观察人体，就像打开了一扇大门，一个崭新且更加真实的人体便会向我们展开。

这时病人向我们描述痛苦，我们只是静静地去体会，他究竟是怎样的痛苦。让大脑安静下来，心随着病人的描述而动，去体会病人的感受，体会这个痛苦感受的性质。

所有的痛苦都像是原本运动的物体被卡到了一个不能运动的地方，体会这种卡住的不适，并体会怎么样会感觉舒服，怎么样会感觉更加难受。

这时候医生的关注点是真正的病人的痛苦，而不是物质化的数据，此时我们是在用心真实地描述这个痛苦，而不是用一堆数据在描述实体。

病人来就诊的真正目的就是解决这个痛苦，所有的数据在描述病人的痛苦时都隔着一层纱。

因为我们是在最直接地描述这个痛苦，这痛苦看不见，只有柔软慈

灵枢理法

悲的心能感知得到，而这看不见的世界又很真实，且充满了各种规律，这便是《灵枢》的世界，是最真实的人体观察。

从格物竹子弯曲，到格物疾病痛苦

我们用力压弯一根生长的竹子，假设竹子有感觉与情绪，会认为它一定很痛苦。那么这个痛苦的真相是什么，是什么引起的痛苦呢？

如果我们没有动心，仅从表面来看，会自认为竹子的痛苦是因为它的结构被弯曲了，因为有看得见的数据支持，这个结论很公正、也很客观。

这时候如果再进一步深入发问，更准确地找寻这个痛苦的根源是因为什么，是根部弯曲、头部弯曲还是中间弯曲？

有的人从力学上分析，因为根部受力最大，就坚信是根部弯曲引起的；有的人则因为头部的位移最大，就坚信是头部弯曲引起的；当然还有人会说是中间这个枢纽弯曲引起的。无论是根部、头部还是中间，都有一定的道理，却很难完全说服我们的内心，我们内心知道这种难受的感觉不应该责怪任何某一个部分。

还有人可能会不耐烦地说，既不是头部，也不是根部，更不是中间，而是全部的弯曲所致。那这个全部是什么？"全部"总得有个具体所指之处，是全部细胞吗？对于每一个细胞，不会知道整体是弯曲的，弯曲的作用力作用不到任何一个细胞，因此怎么会痛苦呢？是全部竹节吗？全部叶绿素吗？显然都不是。如果不负责任地说"就是全部"，而没有具体所指，便是没有根源，就等于说是痛苦引起的痛苦。

如果我们认准了是形体弯曲引起的痛苦，那还可以继续诡辩：究竟是什么弯曲现在科学还没找到，未来科学发展了便能找到答案。

然而事实是有的竹子天生就是弯曲的，对于天生弯曲的竹子，弯曲没有痛苦，所以不仅不能把痛苦归为某个地方弯曲所致，甚至不能归为是弯曲所致。

找了一圈好像哪里都不应该痛苦，而痛苦却真实地存在。痛苦存在就一定有产生痛苦的根源，而我们又不能说是任何一个实体问题导致的。

第一章 小针之要

问题的根源在哪里？是观察与思辨的方式出现了问题。

痛苦是一种感受，这种感受既不是不存在，又不是存在于实体之中，用建立在实体之上的数据是找不到痛苦的根源的。

好比一个人腰痛，如果检查腰椎发现是变形的，就像弯曲的竹子一样不会仅仅只有一节变形，而是全部变形。

腰椎之间的力量是相互作用的，上梁不正下梁歪，每一节腰椎的变形都是导致另一节腰椎变形的因，同时也是其他腰椎变形所导致的。

这时候的疼痛我们不能归因为某一个变形最重的腰椎，也不能归因于最底下或最顶上的腰椎。就像弯曲的竹子，我们不能把责任怪到某一竹节上。

进一步思考，为什么有的人已经驼背了仍然没有不舒服？

除非我们放弃独立思考去迷信权威，否则不仅是腰痛，任何不舒服都可以找到很多异常数据，同时却又没有办法将不舒服的根源与任何一个数据准确相关联。

所以基于数据建立的医学，一定是在不断否定中前进，每次都认定正确的疾病根源一定会被后人推翻。

与其在数据上不停地转圈，不如停止依靠数据来判断疾病，让大脑安静下来，用心去真实地感受病人的痛苦，因为只有心知道痛苦的滋味。

当我们用心去体会竹子的痛苦，会注意到形体的改变，但是不会把主要精力用在观察形体之中，而是去体会难以言说的内在改变。

对于竹子，本应该顺应天地之气向上生长，当此向上生长的势头被扭曲，就会很痛苦，这就是用心在描述，是最接近痛苦真相的描述。因此痛苦是在表达一个诉求，诉求的是天地所赋予的生命活力被压制了。

体察病人生命活力究竟怎样被压制

真正明白的医学，一定是建立在用心去体验生命活力的基础之上的。人不仅有骨肉形体，更重要的是有这个生命活力。这个活力从出生后的第一声哭啼，一直伴随我们咽下最后一口气。这个活力看不见摸不着，但却能被很真实地感知它的存在。

医学的重点应该放在观察或者说是体察这个生命活力之中，用我们具有活力的心去体察病人生命活力究竟怎样被压制。有了这种对生命活力的体验，我们看到的虽然是不会说话的身体痛苦的症状，但却真实地告诉了我们欲求被压抑的状况，它想要的欲求，害怕的欲求。

当观察到的症状不再是数字，而是具有了生命，那么我们观察到的病人也就有了神，这样才是真实的人体。

因为是用心去观察人体，所以中医学的观察重点便不再是人体的尸体解剖。而将重点放在了生命活力上。

中医是在用心体验每一个个体的生命活力，体会生命活力的通道，体会生命活力怎样被压抑，怎样做才能够有利于真正的生命活力。

中医学对疾病的观察不再是陈述现象、分析数据，而是去体会疾病内部的势能，体会人体真正的欲求，是去感同身受。

顺应规律，以柔软的小针引导生命活力

在用心的观察下，要求人的心必须恒守柔软与灵动。恒守此心治疗疾病，便下不了狠心去对抗，更不会忍心选择残忍的治疗方法。

我们会针对人体内部的势能选择方法来疏导，会用心体验病人痛苦中所诉说的真正欲求，顺应这个欲求来引导人体恢复健康。

所以我们治疗疾病就不是为了消灭症状，而是顺着性情引导人体，使人体恢复健康。

余欲勿使被毒药，无用砭石，欲以微针通其经脉，调其血气，营其逆顺出入之会。

（《灵枢·九针十二原》）

在慈悲心指导下的治疗，不会采用对人体有毒害的药，也不会残忍地选择切割人体，而是用极微细的针去针对人体的生命活力治疗。

这种治疗方法刺激强度极微，几乎等同于无痛，只要治疗得当，对人体不会损伤。

可以说真正的源自医道的针灸体系，是用心去观察与记录人体内部生命活力，顺应生命活力的规律，以柔软的小针引导人体的生命活力，以治愈疾病。

古人称此生命活力为"气"，血气、气血、阴阳气、天地之气、神气皆是此气的别称，此气并非哲学概念，而是真实存在。

只要我们静下心来就可以在人体中发现，在脉象中、在面部气色之中、在说话的语气之中、在人描述所苦之中，等等，都可以真实地找到这个生命活力。

对于医生而言，如果医疗过程不动心，则医疗行为便只是在实践经验、积累经验。

如果医疗过程中动了心，那所获得的收获是巨大的，随着医疗的过程心会越来越纯净细腻，对疾病的诊察会越来越细腻真实，人也会越来越安祥舒泰，越来越合于道。

三、微针针具介绍

《灵枢》中一共介绍了两种针具，一种是九针，一种是微针。

通过经典只能了解九针应用的皮毛

九针，即镵针、圆针、鍉针、锋针、铍针、圆利针、毫针、长针和大针，一共九种，形状各异。

这九种针是由战争中的九种兵器演变而来，取法天地之数而制，每一种针具都有其专门的用处，以对治不同的病变。

《灵枢》中有两篇专门介绍九针，分别是《九针论》与《官针》。

《九针论》详细介绍了九针的作用与长短形状；《官针》主要讲的是九针的刺法及变通，是关于九针非常重要的篇章，开篇便言："凡刺之要，官针最妙。"《官能》亦言："知官九针，刺道毕矣。"可见《官针》在经中地位较高。

何为官针，虽有历代医家的各种解释，却越解释越复杂。

我们用最直接的方式来解，官针，顾名思义，是王公贵族官方的针刺方法。

在此我们需要先介绍一下《灵枢》成书时代的针灸发展状况。

在《灵枢》成书时代，医疗资源向王公贵族极度倾斜。民间的布衣百姓，几乎处于没有医疗资源的状况，民间巫医不分，所采用的治疗方法也比较粗糙，用砭石敲击或切割，用峻猛的毒药攻邪，痛苦极大，疗效很差。

宫廷中的达官贵人，享受了社会最顶端的医疗资源。所有医生都是经过精挑细选的，极为优秀，且医生是世袭制。《礼记》记载"医不三世，不服其药"，即是说在宫廷里，如果一个医生没有三代为医，达官贵人是不服用他开的药的，单从这一个标准来看对医生的要求可谓非常高了。

医生从小开始就接受系统复杂的训练。接受系统的传承，才能成为一个合格的医生。这些医生只服务于贵族，不服务百姓，且医术只教授自己的子孙，不对百姓传授。

这些医生专职研究医学，且每一个医生都继承了几代人的研究成果，医学水平极高。以五运六气的医学体系为例，《素问·天元纪大论》中记载鬼臾区曰"臣斯十世，此之谓也"，即是说五运六气是经历了十代人对天地的观测，才有了《素问》七篇大论的成果总结。

对于以针刺为业的宫廷医生，他们的针具经过无数次的改革，最后标准化定型，形成了九针。九针中的每一种针无论从形状到长短，再到锋利情况都做到了极致。

针对不同病变，选择相应的针具，采用相应的针刺方法，这需要系统的有传承的学习，疗效是很稳定的，如此方能服务于达官贵人。

这些医生在宫廷中地位并不高，若学艺不精，稍有不慎，疗效不如君王期盼，则有杀头的风险。将性命与子孙的荣耀寄托在了医学之上，医学的水准必然很高。

九针是非常复杂的，经典中只记载了它们的大概应用方法，对每一种针具并没有细致地展开描述，我们通过经典只能知道九针应用的皮毛，因为这并不是《灵枢》的重点。

微针可以应用于绝大多数临床常见疾病

《灵枢》的作者哀百姓多疾而少药，又没有办法让没有传承的医生掌握复杂的针法，于是便有了易用难忘的微针。这极简的微针是直接源自于道。

微针并不是针对人体病变的针刺，而是针对人体的气血，用极小的刺激达到九针的治疗效果。

除了极个别的病情还需要借助九针，微针可以应用于绝大多数临床常见疾病。

需要注意，不要混淆微针与毫针的概念，微针就是极微细的针，不同于九针之中的毫针，是独立于九针之外的一种针具。

微针到底多微小呢？越微越细越好。我用现在的针灸针在临床反复验证，以我的经验最佳的微针是：针体直径为 0.16 毫米，针身长度为 13 毫米。

请相信我没有写错直径与长度，这如头发般的微针是最佳的针具，比我们平时日常用的针灸针要细许多、短许多。

"工欲善其事，必先利其器"，这个型号的针灸针许多厂商生产，请读者务必要按此标准采购针灸针，方能达到最佳的治疗效果。

读到此，大家一定会提出一个疑问：这么细的针在古代的冶金技术下怎么可能做到？

很抱歉，我不是科学家，没办法解释这个问题。如果对于现有知识没有办法解释的现象便轻易否定非真正的学者所为。

我不仅没办法解释古人制作微针的方法，即使是九针我也没办法解释。《九针论》中详细介绍了每种针的形状，员针与锋针的特点都是"筩其身"，即针身为中空的桶状，类似于现在输液用的注射针，这对于古代的冶金技术来说也是很难做到的。

还有九针之中的毫针，取法于毫毛，"令针尖如蚊虻喙"，像蚊虻的嘴那么细的针尖，古代冶金技术是怎么做到的呢？

这种科学上的疑问我没办法解答，但我们倒是应该感谢科学的进步，使我们能够生产出非常便宜的微针，我保证运用这种微针会有你想不到的疗效。

四、用心观察疾病

人之生也柔弱，其死也坚强。草木之生也柔脆，其死也枯槁。

（《道德经》）

柔软的婴儿，天地的活力饱满，肌肤中都透着满满的生气，细腻可人。

病入膏肓的成人，没有了生命的活力，肌肤枯槁、身形憔悴，让人或怜或恨。

失去天地活力而经历病痛折磨是生命的必然规律吗？还是人为的过错？这个问题不需要论证，我们心知肚明：

天地孕育人，让人体充满活力。是人自己不合天地规律的生活作息，放纵自己的私欲，使身体产生了各种病痛。

我们放松下来去欣赏一下自然中的花草树木，就自然知道天地的爱心。我们看看健康的长寿老人的眼神与皮肤，自然知道问题在哪里。

顺应天地与顺应私欲

我们可以观察一下出生不久的婴儿。

婴儿没有知识，但他们知道怎么顺应天地的生气，这比什么知识都重要。

首先，婴儿没有过分的欲求，他的欲求是顺应天地的欲求，"为腹不为目"，所以大部分的时间婴儿是怡然自得般快乐的。

当婴儿的欲求被阻碍，得不到满足，他们用最简单的方法来表达这个不适，那便是哭，只要得到满足，立刻又回归自然快乐。

我们观察婴儿的状态：舒服时天地的活力在体内柔顺畅通地流动；当活力被阻碍而不舒服时，他们会毫无掩饰地以直心相对，用简单的方式表达不适，无论怎么表达整体依然柔软。只要被阻碍的活力恢复畅通，便立刻恢复柔顺。

离开童真的人则不同，他们的心被私欲控制，"以酒为浆，以妄为常"。这些欲望不是天地所赋予人的生命活力的欲求，是与天地之气流动的道路相悖的，如顺应私欲便远离了天地的滋养，体内的气便扭曲不柔顺。

在《内经》作者的视角里，今时之人不能"春秋皆度百岁，而动作不衰"，皆因人的欲求不顺应天地赋予人活力的方向，因此今时之人在平时气血便不柔顺畅通。

本身私欲就是混乱的，这些混乱的欲求本身就是病。而当欲求被阻碍，得不到满足，人体之气的反应会更加扭曲。我们可以看到成年人用谩骂、战争等方式，或者用麻木的方式对待，这些都是具有破坏性的，自然会导致疾病。

即使当下的欲求得到满足，还会有更大更混乱的欲求出现，如果人体的气被扭曲，便会表现出各种疾病。

观察疾病的发展过程

我们用心观察疾病的发展过程，如何从无到有，如何一步一步加重，就会知道疾病内部的真相。

临床中绝大多数的常见病，皆经历很长时间的量变到质变的过程。

首先是不合自然的生活方式，导致人体之气失去柔顺，再偶感邪气，导致体内之气淤堵不通，人体之气在面对不通顺时的反应是不柔顺的，使得郁滞越积越重，病则经久不愈。

下面以感受风寒为例讲一下。

当人体感受风寒时，皮肤腠理因被寒邪入侵而闭塞。

如果人体的生气饱满、柔和，会从容应对闭塞毛孔带来的郁堵，同时人体会顺着生气去行动，或温覆、或打几个喷嚏、或吃些温散的食物，顺着生气修复汗孔的郁堵，整个过程可没有不适，或有轻微不适，这些都是人体正常的反应，为人体与寒气良性的互动。

当人体之气不柔和时，在对待被郁堵的毛孔的反应中就会失去中正，或者过激地去对抗不适，这种过于用力的对抗反倒使气血都汇聚于一处，造成更严重的郁堵；或者人体之气对郁堵麻木，不去疏解郁堵，造成郁堵越聚越深重。

灵枢理法

汗孔被郁堵为疾病的第一个因素，人体之气的异常反应为第二个因素，这两个因素共同造成了疾病的痛苦。

再举一个例子，假设人体被外力伤到，损伤的程度没有造成骨折，只是造成软组织损伤，在面对严重的外伤时人体是如何反应呢？

人体的生气如果饱满柔和，知道怎样会使疼痛加重，会调整自己的身体活动方式，不会做使自己疼的动作，如果严重会自觉地卧床休养。这样不急不躁又时时保持正面面对这个严重的损伤，慢慢的损伤的软组织会被滋养修复。

随着损伤逐渐修复，人体会逐渐调整身体的活动方式，既不是不活动损伤局部，也不是过激地活动。虽然仍会有疼痛，但是有柔和的气的滋养，只会有微弱的苦恼，或者根本不会感到苦恼，只是顺应着人体的生气痊愈，这个过程我们很难定义其为真正的病。

当人体之气不柔和时，体内之气不能柔顺地去对待这个郁堵，或是躁动起来去猛烈撞击郁堵之处，导致疼痛难忍；或是不与郁堵之处发生反应，从而导致郁堵处麻木不仁；亦或二者交替出现。这就导致受伤的软组织长久得不到修复，疾病缠绵难愈，病人感到痛苦。

正大于邪则病退人安，邪大于正则病进人危

任何机械设备都远没有人体复杂。人体器官众多，而这些器官时时运转，这么复杂的系统时刻保持动态的平衡是很难得的，而人体一直和谐运转着，就是靠着周流不息的生气。

在古人的认识里，天地这个大系统也是复杂的，天地长久没有毁灭，也是因为天地之间充满生气。

人生活在天地之间，与天地发生着各种互动。

短暂的人体内部失调，或一时人体与天地的互动失调，损伤在所难免，但人体能够快速恢复，全赖此周流不息的生气。

保持人体之气的柔软畅通有觉察，人体就可以尽可能地避免被损伤，即使被损伤也会减少伤害，快速修复不使损伤深入加重。

人之所以生病，是系统的稳定性出现失衡，是体内的生气被阻。而疾病之所以能够真正成形，越来越重，就是因为人体之气不柔顺畅通，不能够修复郁阻。

在生气被邪气阻滞与人体之气不柔顺通畅这两个因素之中，最关键起决定性的是人体之气是否柔顺畅通。

人体发生的一切疾病，皆是因为实体损伤太过而气不足以滋养所致，实体的损伤就像邪，而气的修复就像正，正大于邪则病退人安，邪大于正则病进人危。

"夫上古圣人之教下也，皆谓之虚邪贼风，避之有时，恬淡虚无，真气从之，精神内守，病安从来。"这短短的一句话道出了健康的真谛。

尽量避免不必要的外邪损伤，人体之气保持柔软舒畅，人就可以保持健康。

上古圣人的教育并不玄奥，没有高谈阔论，是最朴实的智慧，是百姓日用而不知的源于道的智慧。

五、微针的治疗原理

疾病的最根本病机都是由两方面组成的：邪气的破坏与正气对损坏的反应。

真正有益的治疗一定是从这两方面入手，或者是减少邪气的破坏性，或者是恢复正气的柔软畅通。

减少邪气的破坏性

最常见的邪气有三种：外感六淫、内伤七情、饮食劳倦。这些邪气先是导致人体无形的改变，久而久之则会导致人体实体的改变。

其他邪气如外力损伤等，则是直接导致实体改变。

一旦发生实体改变，都是一系列的改变，不是单一局部改变，只是有的改变容易发现，有的改变不易发现。

如果病人的正气不算太糟，只要找到几个主要的实体改变，通过治疗使其恢复，则可有效地缓解邪气的破坏性，可使被压制的生气得到舒缓，恢复柔软畅通。

在《灵枢》的微针出现之前，治疗都是针对实体改变，且在这个方向上发展得非常深入，九针就是在这个方向发展到极致的产物。

若要真正恢复实体的改变，就需要做到以下几点：

首先，针对实体改变的治疗都是有创伤的，我们的治疗创伤一定要小于病邪对人体的伤害。

其次，治疗必须精准，尽可能准确到只作用于有病变的实体，不能损伤未受邪之地。

如果治疗的方法不得当，或者治疗的位置不精准，那么治疗就会成为新的病邪。

同时还要时刻关注实体的恢复情况，随着实体的恢复，相应的治疗应减少强度，待实体恢复大半则停止治疗，以免造成机体损伤。

现代医学在针对形体改变的治疗上亦有很深入的发展，比如手术的创伤越来越小，许多原先需要做大手术的疾病，现在都可以用微创取得很好的疗效。

同样针灸在古代就是一种手术，经过许多代人的发展，也由原先粗糙的砭石、毒药发展到精细的九针。

更加精细化与微创化是所有医学发展的必然方向，但始终越不过一道门槛，即真正的无创化，而《灵枢》的伟大就在于此，微针的出现将医学带入到真正无创的时代。

恢复正气的柔软畅通

微针的治疗原理并非是针对改变的实体，而是引导血气使人体之气恢复柔顺的活力。

气是无形的，因此若要引导人体之气，针具也应接近于无形，越细越好。

故微针极细，却可引导人体血气，可补虚泻实，可增强气的修复与滋养。

治疗人体的方法千万种，无外乎两端，一者以治疗人体实体改变为主，其针具有形；二者以调气为主，引导人体血气以恢复人体实体的改变，其针具近乎无形，只能有生气不能有杀气。

微针以调气为主，或调整正气，或祛除邪气，其治疗可作用于人体的卫气、营气、谷气，以使气血平复。

有人会问，如果只治疗无形的气血，是否会对有形的病变有所改善？举例来说，腰椎间盘突出的患者，如果不针对突出的腰椎进行治疗，仅是调整气血，是否会使突出的椎体回归原位？

首先，我们要清楚疾病的真相，才能进一步权衡治疗方法。

在很多人的头脑中根深蒂固地认为，腰痛就是腰椎间盘突出这个实体改变引起的。虽然我们上文已就腰痛病因进行过论述，但思维的转换需要反复地读经典与深入用心的临床观察。

如果我们客观且用心去观察就会发现，随着年龄的增长，大多数人的脊柱都会开始变弯，这是人体衰老的表现。可以说中老年人腰椎间盘突出是非常常见的现象，但大部分人都没有症状。

对这种现象很多医生的解释是：虽然有腰椎间盘突出，但并没有压迫到神经，所以不会有症状。

其实这里有疑问：为什么有的人腰椎间盘已经突出得非常严重，却始终压迫不到神经而产生症状呢？而有的人只是轻微突出却导致严重的疼痛？还有许多老人腰背已驼成"问号"，需要拄着拐杖行走，却并没有任何神经压迫的症状？

一定有一个因素导致突出的椎间盘压迫不到神经，同时也一定有一个因素导致微微突出的这一点点的椎间盘恰巧就压迫到了神经，这个因素不应该是运气或个体差异。如果突出一点点就压迫到了神经，我们说这是因为个体差异，突出很严重却没有压迫到神经，我们说这是幸运，那么这就是在回避对真相的深入思辨。

大部分疾病都会有共同的问题，就是我们会找到一些实体改变，来说明这个不适症状就是某一个或某几个实体改变引起的。但同时又会发现，许多人同样有实体改变，却没有任何的症状，甚至很多人的实体改变比有症状的人严重许多。

可见，实体改变在人体的病证中有一定的作用，但不是主要决定因素。决定性的因素是看不见的生气是否被阻碍。

生气被阻碍，可以有看得见的形体改变，也可以是看不见的无形改变。只要人体之气面对这些改变不再柔和自如，便会有不适。因此真正的疾病根本不是突出的腰椎等实体改变，而是气的改变。如果治疗只盯着某个改变的实体，则是在舍本逐末。

当把视角转换到关注无形的气时，我们就会知道，如果形体的改变是造成气郁阻的主要因素，那么修复形体的改变，就会使气恢复通畅，治疗就有效。

如果是看不见的形体改变，或者人体虽然有形体改变，但是并没有造成生气的郁阻，或者郁阻并不是主要因素，那么针对形体的治疗方法都不会有效。

同时，如果人体的正气虚弱，病人的主要问题是没有足够的正气滋养流通，那么无论怎么对形体进行治疗，都不会有长久的效果。

首要，先恢复气的柔顺与通畅，人体的生气是最好的修复实体改变的良药，大部分情况下会使损伤的形体得到修复。

有些情况的形体损伤是不可逆的，恢复正气，使正气不被形体改变所郁阻，亦可最大限度改善健康状况。

如严重的膝盖变形的病人，骨头已经严重增生变形，即使手术也难以修复如初。我们用针灸调整一段时间的正气，可以使病人不再痛苦，正常生活，但仍有些动作是没办法完成的。

《灵枢》言医者当守神、守机，"上守神者，守人之血气有余不足，可补泻也"；"上守机者，知守气也"，都是在反复强调上医当遵循气的法则来调整人体，整本《灵枢》的体系也是建立在这个基础之上的。

如果不先明白这个道理，而是在《灵枢》中找针对某一病的治疗方法，或者找一套针对病的治疗体系，将是徒劳的。

《灵枢》所教授的是如何真实地看到人体之气的异常，引导气使其平复，恢复气的滋养与修复功能，使病自愈。

六、守形与守神的对比

粗守形者，守刺法也；上守神者，守人之血气有余不足，可补泻也。

粗工守形，根据不同的形体改变，制定针刺方法，这是复杂的；

上工守神，根据人体的血气状况，制定针刺方法，这是易用难忘的。

我们要真实地体验到这两种治疗理念与治疗方法的差异。如果没有体验而只是因为经典这样说就标榜守气的高明，此为迷于经典之语，亦为迷信。

我们先从最常见的小病来体验，我希望每一位读者都要真实地体验，只有躬行才有真知。

我们每个人都经历过身体某处肌肉酸痛的痛苦（下面先设一个限制，只讨论最简单常见的证型），最常见的诱因是长时间固定一个姿势，或者长时间某块肌肉做了大量的运动，或者某块肌肉过度用力而拉伤等，使得某块肌肉处于紧张的状态，就会表现出这块肌肉酸痛，触摸时会感觉这块肌肉的肌张力稍高，肌肉较硬。

大部分情况下，只需要休养一下，不要再让受伤的肌肉紧张，过几天便会康复。

这时候用什么方法能快速帮助紧张的肌肉放松呢？

如果是守形：就是找到紧张的肌肉，用各种刺激的方法来消除紧张，比如按摩、刮痧、拔罐、贴膏药、针刺等。只要精准地针对病变的肌肉采取措施，大多会有不错的效果。所有治疗均作用于实体组织。

如果是守神：局部肌肉的紧张，是因为气不能够对这个肌肉损伤及时地修复。这时只需要细细地触诊找到最紧张的部位，用微针在最紧张的部位针刺，引导血气到达针所在的部位，加速修复局部的损伤。留针半小时左右，便会有非常不错的效果。治疗作用于人体的气血。

因为微针是引导气血来修复，气只有在柔和舒缓的状态下才有滋养修复作用。针刺切不可惊扰到气，所以一定要用微针，不要用太粗的针。同时进针时不要发短促的力将针刺入，而是缓缓地将针按入。因为针很细，所以疼痛如蚊子叮咬一般可以忽略。将针深入到一大半后静静地留针，这样气没有被惊扰便会聚于针下。

如果有多个肌肉的损伤，或者一个肌肉有多个坚硬的点，可以多针几处，但也不宜过多。

只要这样针刺后，我保证会让你对微针的疗效感到惊喜。

下面对比一下两种治疗方法。

第一种，守形的治疗方法

无论采取哪种手段，所采用的治疗措施都是给病变部位以相反的改变。这个相反的改变是实体被动发生的，治疗的过程都需要忍受一定的痛苦。

如果治疗方法完全正确，病变形体恢复，则病愈。

如果治疗有偏差，治疗时累及了没有病变的形体，或者治疗虽然精准但方法不当，则会造成新的损伤。

此损伤如果较原病的损伤小，且病人血气充足，亦可恢复而病愈；反之，如果新的损伤大于原病的损伤，或者人体血气衰少不能修复新的损伤，则原病损伤未愈又添新病，则病情因治疗而加重。

第二种，守神的治疗方法

此治法并没有与实体发生直接的对抗，而是引导血气完成修复，是顺势而为。

这样实体的恢复是在完全自然的状况下发生的，整个治疗过程没有任何痛苦。

只要在治疗过程中完全顺应人体的血气，治疗的结果，或者是正确地引导血气去修复病变形体，形体修复则病愈；或未找准病灶，而是引导血气去了未病之处，则病变之处没有修复，病情如故。

只要是在用平和的方法引导血气，而不是强力刺激血气或强迫血气去征战，治疗不消耗血气，则治疗是安全的。最多只会无效，不会有加重病情的风险。

就治疗的难易程度而言

形体的改变可以说千变万化，极为复杂。若要成为负责任的好医生，针对每一种改变都需要有相应的治疗方法的调整，才能够保证对机体的损伤最小，但对病变部位改善最大，故守形的治疗方法必然是复杂难以掌握的。

相对比而言，血气的变化只会沿一定的规律发生变化，只要掌握这个规律，可以应用于各种形体的变化，是非常简单容易掌握的。

就疗效而言

在广告中，会看到对各种守形的治疗方法疗效的宣传。只要我们客观地进行临床观察，就会发现每一种守形的治疗方法都有严格的适应证，稍微超出适用范围就难以有真正的疗效，甚至很多会有较大的副反应。

而守神，不是针对病证（或者说某一个症状），只是帮助人体之气在修复，适应证广，无论是即时疗效还是远期疗效都是极佳的。

守神的微针，我若细说其优点，穷竭不尽。但是对于没有体验过的人来说，难以产生认同感，也不会相信。

微针的学习不能仅停留于知识的层面，需要有真实的体验。学习微针不是灌输知识，而是引导，是互动式的学习。只有在反复的应用中，才会愈发地发现《灵枢》对人体血气的观察是极为客观细腻的，微针引导人体血气的力量是非常巨大的，是真实高效的治病。

需要说明的是，微针是守神针法的代表，但并不意味守神的治疗方法只有微针一种。只要能够直接引导人体血气去修复与濡养病变部位的治法都是守神。

如果虽然以微针为针具，但不按照《灵枢》所指导的方法应用，不论什么病都扎一堆针，这也不是守神的针法。

七、局部针刺

对于大部分的身体疼痛，人的本能反应都是想要去揉一揉、按一按，这种本能的反应就蕴藏着"百姓日用而不知"的道。

"致知在格物"，格物即是以细腻的心守住一个事物或一个现象一直去观察，不让自己胡乱联想而混乱，也不让自己昏昏沉沉失去专注，如此便能知道事物与现象内部的合于道的智慧，我们细细地体会这个反应的过程就是中医的格物功夫。

只要保持心的敏锐，去体会揉按的过程，体会真正的身体欲求，我们就会知道面对不适的身体局部，轻柔持久地按揉是最舒服的，用力过度反而不舒服。

轻柔的按揉会使局部感觉温暖放松，气血会聚集于按揉的部位，身体不适会很快缓解。因此只要将气血引导至受损伤的局部，大部分情况下不适都会很快缓解。

我们静下来解读一下人体局部不适所释放的真正信号：不适是在引起人体正气的关注以修复局部。这种关注是恬淡虚无的关注，这关注中没有烦躁的怨气，有的是充满爱心的关爱。甚至可以过激一点地说，任何身体的不适，都是因为损伤的局部没有得到人的关爱，所以长时间不能恢复。

"恬淡虚无，真气从之"，这就是微针能够缓解不适的机理，也是人体不适最真实的欲求。针如果太粗，人体之气会被惊扰，不能够产生真气从之的效果。

先让病人安静下来，精神放松不外骋，用微细的针轻柔地刺入身体，真气就会被微针引导，去修复损伤的局部。

只要不是过重或过深的局部损伤，大多数情况通过局部针刺损伤都会缓解。

局部针刺对医生的要求

局部针刺手法的操作要点就是轻柔，轻柔缓慢。

医生在针刺前也需要安静下来，不能有急躁的情绪，轻轻地直直刺入。针穿透皮肤层的时候要轻柔缓慢，刺入过程也要轻柔缓慢，不能有顿挫感。

针刺过程不要捻转针柄，也不要搞任何花哨的手法，也不需要电针或红外线加热辅助，就是轻柔地刺入，这样效果最好。

很多习惯于刚猛用力针刺的医生，刚开始不习惯这种轻柔的针刺，甚至会提出一堆担心，如刺激量不够会有用吗？慢慢地进针病人会不会疼？针刺这么浅能到病所吗？

大家先将这些担心放下，放下杀伐之心，按照经典的方法轻柔的针刺，去诱发病人的生气。只要生气被唤醒，就会见到真实的疗效。温暖柔和的爱才是治愈疾病的良药。

局部针刺对病人的要求

病人首先要选择舒服且中正的体位，尤其要注意不适的局部一定要能够得到放松。

在针刺的过程中病人不能交头接耳地聊天，也不能玩手机、看电视、读书等，安静下来，微针才能更好地引导人体的气血去修复。

对气血的引导是自然发生的，不需要病人配合意守丹田或观想，也不需要病人自我暗示，只需要病人放松安静下来就可以，这样最接近恬淡虚无，气血最容易被引导。

局部针刺的选穴

选穴越精准效果越好，选穴不宜过多。

身体某一片区域不适，需要在不适处切循，找到不适的中心位置，这个位置是最不适的点。通过反复按压，这个位置会很容易找到，大多数情况下按到这个中心位置会比周围更加疼痛，很多时候下按时会感觉皮下组织的紧张度与周围不同，也有的中心位置的皮肤会有异常，具体详细的切循方法可参照第二章与第四章介绍的诊断方法。

局部针刺的适应证

局部针刺可以缓解很多不适，适应证非常广泛。

但大多数疾病采取"哪疼针哪"的治疗方法，仅可以起到缓解病情的作用，并不能真正治愈。

如果一棵树仅仅是树叶有病，我们只针对树叶治疗就可以，但是如果是树枝、树干病了，更有甚者树根病了，此时就不能单纯针对树叶治疗，需要找到病根，针对病根进行治疗。

同样人体亦是如此，单纯的局部病变，只需修复局部便可。如果经脉或比经脉更深的脏腑病了，就需要找到病变经脉与脏腑进行修复，如此方能真正治好。

凡是通过按揉能够缓解的不适，微针针刺局部皆可缓解。

但真正适合针刺局部的病症是只有局部病变，并没有深入影响到经

灵枢理法

脉，更不能影响脏腑的疾病。常见的适合针刺局部的疾病，如各种局部过度疲劳引发的劳损、某一局部的无菌性炎症等。

我个人在临床中很少单独用到局部针刺来治疗，这个方法大多用于疾病缓解大半后的局部调理。

如很多病人用微针调理好经脉后，病痛已缓解大半，尚留有一小点不适，这点不适有时不需要处理自会缓解，有时也可以配合局部针刺以加速自我修复。

上文所谈的局部针刺只为学习者入门的体验，在接下来的章节中还会通过深入学习经典，更加细腻地阐明针刺的精细辨证与手法，而不是仅留于表面。

局部针刺的非适应证

如果有关节的移位、肌肉断裂、骨折等情况，则不适合局部针刺，这些病症不是微针的适应证。

局部有肿瘤等占位、痈脓或者较重的皮损则禁止局部针刺。

正邪在局部剧烈相争的时刻也不适合局部针刺，此时正气本就在亢奋地与邪气争斗，为正盛邪实，人体表现出局部剧烈的疼痛或其他不适，如选择微针，则针小病大，杯水车薪，针刺局部无效。

微针的最大特点就是容易入门，只要大方向治疗恰当就会有效，甚至哪痛针哪都会有不错的效果，同时又有很深的深度让我们去潜心学习。而我们要真正治愈各种常见疾病，就需要深入地观察人体，真正地知道疾病的问题所在，找准病之根源，这需要硬功夫。

八、赞天地之化育

中国文化虽博大精深，但都是在围绕一个点在展开论述，这个点就是"赞天地之化育"。

天地间生生不息之气健运不息，故而天地日久弥新。天地间的一切生命体唯有在此生气的滋养下方能健康成长，天地间的一切事物也只有在符合生气的运行规律发展中方能恒久通泰。

孔子曰："天何言哉？四时行焉，百物生焉，天何言哉。"老子曰：

"谷神不死，是谓玄牝。玄牝之门，是谓天地根，绵绵若存，用之不勤。"孟子言："我善养吾浩然之气。"所言者皆是此。

孔子忠恕守仁之行，《中庸》致中和之道，《大学》明明德之教，就是在教授此生气；宋儒存天理灭人欲，所存的也是此生气；阳明心学致良知，所守的也是此生气。老子五千言反复在说的不可言说的生育万物之道，就是在言说此生气的根源。

人的本心是天真的，在天地的滋养中生成。在天地之气的滋养下，人内心便时时处于淡淡的喜悦之中，即恬淡虚无之中，在这个气的滋养下人恒久处于幸福的状态，身心皆舒畅。

但是后天的染习，使我们的内心一点点坚硬，体验不到天地生气。失去气的滋养，人的内心开始焦虑、痛苦，各种的折腾，只会使人更加的痛苦，身心皆病。

所有的经典都是引导人们放松下来，从后天染习中走出来，回到天地之气的滋养之中。

微针的源头就是古人对天地生育万物、长养万物的体认。真实地体认到此气，便会发自内心地想要赞美此气，并自然地顺应此气生活。

中国文化里所有行业的源头都是道。虽然行业不同，但通过行业来体会到此气是相同的。得道的人在人体中体认到此气的运行规律，顺应此气则自然养生，帮助病人回归此气的滋养便是治疗的终始。

此生气全在体认，不在头脑之思辨。老子言"道可道，非常道"，即可以言说的都不是道，而是道的定义，是道的外相。只有真实地体认到此气，方是不可言说的道。

体会的方法不外乎二，一是回归自然之中，放松下来欣赏自然，真正的发自内心的欣赏，是与自然相合。二是读经典，读经明理的同时，人心自然回到天地滋养之中，此读经全在用心去体验经典，非表面功夫的死记硬背。

体认到此气还要在事上磨性，守住此气去待人接物，在事上动心忍性，行出良知，彻底化除后天的习气。

为了更好地说明古人在得道的状态下对人体的认识，我们以《庄

灵枢理法

子》的故事来阐明。庄子的所有故事都在说得道状态，此故事只是其中最平常的一个。

> 子祀、子舆、子犁、子来四人相与语曰："孰能以无为首，以生为脊，以死为尻；孰知死生存亡之一体者，吾与之友矣！"四人相视而笑，莫逆于心，遂相与为友。俄而子舆有病，子祀往问之。曰："伟哉夫造物者，将以予为此拘拘也！"曲偻发背，上有五管，颐隐于齐，肩高于顶，句赘指天。阴阳之气有沴，其心闲而无事，胼㢟而鑑于井，曰："嗟乎！夫造物者又将以予为此拘拘也。"
>
> （《庄子·大宗师》）

这里讲了一个得道的人，得到天地之气无尽的滋养，即使这个人形体已病变到了极致，他也是健康逍遥的。

五脏的血管都朝了上，这代表脏腑损坏很严重。脊背佝偻，面颊藏在肚脐下面，双肩高过头顶，颈后发髻朝天，这种形体的损坏夸张到了极致。

在这么严重的损坏下，得道的人没有任何痛苦，而且行动如常，这一切都是因为能够顺应造物者。

庄子在生老病死中都能够看到天地之气的造化，都能够顺应此气，此才是真逍遥。

让自己完全融合在这个生气里，完全无我地顺应这个生气，享受这个生气，赞美这个生气，这就是《庄子》反复言说的内容。

《庄子》通篇以天马行空的语言，完全打破了人们固有的对天地与人事的认识，认清了真正"有情有信，无为无形"的天地之道德，认清了世俗的荒谬。去感受贤人的逍遥与快乐，不外神，不劳精，在外在的纷扰中仍能保持内心的宁静自然，则"游心于淡，合气于漠，顺物自然，而无容私"。

如果用逻辑思辨，这个故事总是难以让人相信。很多人会问既然得到天地之气充足的滋养，为什么形体还会发生这么大的病变？

我们很难理解得道人的行为习惯，在《庄子》中这种故意让形体变得非常糟糕的圣人非常多。在这些人的眼里，并不认为身体的变化（或疾病）需要纠正（或治疗）。

"朝菌不知晦朔，蟪蛄不知春秋"，我们不要用斥鴳之类小鸟的眼光来审视大鹏的视角，放松下来多读几遍《庄子》，自会感慨《庄子》的高明。在无形之中我们的气也会发生变化，会回归天地的滋养。

第二章

经脉为始

一、神客在门的思辨

"粗守形，上守神"，上守神是经典的出发点，也是自始至终没有离开一直围绕的点。

我们不要急着去找寻疾病的特效治疗方法，先回到用心观察疾病的源头中。先让自己的思维方式合上经典的思维方式，就如同先将收音机调到相应的波段中一样，合上这个思维就会发现无尽的宝藏。只有如此才能有"神乎"的感叹，这是入门的关键。

引导病人由诉说症状深入到诉说感受

用心观察疾病，在病人描述某个地方不舒服时，我们不要仅仅作为数据来解读，而要去用心体会。

病人就诊，首先会告诉医生他某个地方不适，下面以主诉腰部疼痛为例，分析一下临证时的思维。用心体会病人的主诉，这个腰痛的主诉由两部分组成：

第一是病变位置，腰部；第二是病变的性质，疼痛。

无论是主流西方医学还是守形的中医学，都是以这两个数据为基础，再搜集与此相关的数据继续进行推演。因为推演的公式与参照的数据不同，而产生不同的医学结论，这都是守形。

当我们静下来用心去看病的时候，我们不会满足于这些表面的信息，因为这些表面的信息没有唤起我们心的体会。

心想要对病人的不适产生真实的体验，就要进一步地引导病人去描述这个痛苦。这时候我们会引导病人描述痛苦的感受，这个不适的感觉是发沉、发酸，还是发热，等等。不仅要如此，还要更深一步引导病人描述究竟是怎么个发沉、发酸等的感觉。这样的引导使病人由诉说症状深入到诉说感受，并不断细致地深入诉说感受。

同样的腰疼症状，病人可以说出不同的感受，医生要安静下来去感受病人的这种感受，只要头脑是放松的，心是柔软的，一定会从心中对病人描述的不适产生认知。这种认知很真实、很简单、很直接，却很难用语言引导躁动的人产生同样的认知。

此即"小针之要，易陈而难入"（《灵枢·九针十二原》），"所谓易陈者，易言也。难入者，难著于人也"（《灵枢·小针解》）。

守形与守神的区别

任何不适，看得见的形态改变只是疾病的一小部分，更多的是看不见的气的改变。

气的改变是疾病的根，而形态的改变只是疾病的枝叶。

治病求本的前提是诊断也是在描述这个本，这个本就是气。

守形与守神的区别就是守形体还是守气，守枝叶还是守根。

守形的诊断是从一个病变枝叶跳到另一个病变枝叶，把所有的枝叶收集起来推导疾病。

守神的诊断则是先循着一个病变树叶的枝条，通过枝条找到树根，仔细看看这个根的状态，看清楚后再换另一个病变树叶，顺着每一个有问题的地方去找到共同的根。

中医问诊区别于西医学问诊的关键就在于动心，没有动心的问诊就是记录不适，而动心的问诊是在感受不适。

没有动心的问诊可以用问诊单或者是人工智能来完成，而动心的问诊必须医生面对面地与病人沟通，这个引导是没有心的机器无法取代的。

当鞋合脚时，感觉很舒服，当鞋挤脚时，脚就被挤得难受痛苦。

不动心描述脚的痛苦，就会列出两个数据，一个是脚的长度，一个是鞋的长度，从数据看鞋的长度小于脚的长度。但病人来找医生诉说的是痛苦的感受，病人迫切想要医生理解的也是这痛苦的感受，而不是让

灵枢理法

医生给出一串专业的数据，这些数据不是在描述痛苦的感受，没有数据能描述感受，这些数据与真实的痛苦感受之间有一层间隔。

血压、血糖有标准值，病人的数值；腰椎间盘的标准位置，病人的位置这些描述都不是对痛苦最直接的表达。

对于脚被鞋挤了的最直接的痛苦表达就是脚的气血不能舒展，这是最直接、简单、真实的痛苦描述，这个不能被数据测量的描述是最真实的。

一定要转换概念，气血不是物质实体，是前一章所说的看不见的生命活力，是本章开头所言的气。

体会正气与邪气的战斗场景

当我们的心动了，在病人深入描述所苦时，我们的内心合到了病人的感受。我们再以语言来描述这个痛苦一定是气血被怎样抑制了。

气血沿经脉在全身畅流，人体会感觉舒服，当被郁滞时便会有痛苦。病人在深入地针对痛苦描述的时候，会描述出两种势能：一种是表达身体想要畅通的势能，一个是表达抑制人体气血的势能，这两个势能交织在一起，这就是守神的表达。

人体真正想要的势能便是正气，而抑制人体的势能便是邪气。因此在病人表面的痛苦内部，人体的气血就像在发生一场战争，是正气与邪气的相战。

我们用心去体会病人痛苦的感受，感受正气如何不能伸张而不适，体会邪气对正气的压迫，体会正气的抗争。通过病人真正想要怎样，害怕怎样，怎样会舒服一些，怎样会更加难受，去体会这些感受，体会正气与邪气的战斗场景。

这种体会不是在隔皮猜瓜，不是通过表象推理或猜测内里的气血状态，而是直接地体会，是用心在真实地观察。

静下来，去深入解读疼痛的信息一定如此，如果没有邪气引起人体实体的改变，则正气不会去攻击。同样，如果人体放松下来面对实体的改变，让正气平缓地修复，也不会产生明显的疼痛。

大部分的疼痛症状都是动态的，比如最常见的正邪剧烈相战的实性疼痛，当专注于疼痛的位置时都会感觉疼痛加重，当转移注意力的时候疼痛都会缓解。

之所以如此，是因为专注时正气会聚于关注点，正气增多，便会有快速修复、祛除邪气的态势，而与邪气相战加剧，因此疼痛会加重。反之，转移注意力，病变处的正气减少，修复病变的速度放缓，祛邪力度减弱，因此疼痛会暂缓。这是保持最简单真实的心去观察痛苦，所得到的最接近真相的结果。

所以中医在描述不适时，既不是在紧紧盯着各种引起不适的实体改变，也不是活在自己主观的世界里，想象疾病的原因。而是让头脑安静下来去感同身受地体会病人的不适，这就是在用我们人所独有的灵觉之心去看病。

通过病人的诉说，真实地体会不适内部气的状态，体会正气与邪气如何裹挟在了一起。形成这个思维的关键是放松且专注，当病人描述症状时头脑不要紧绷，也不用任何公式或概念去归纳或分析疾病，只是放松下来盯住不适这个主战场，将思维放松地定于此一处。此时我们就自然而然地会形成这种正邪的思辨，这是最放松最真实的看病状态。

微针的关键是神客在门

"粗守形，上守神，神乎，神客在门。"这是《灵枢》第一篇《九针十二原》所概括的微针总纲，是微针的关键。

后面《小针解》对这句话进行了解读，"神客者，正邪共会也。神者，正气也。客者，邪气也。"上医守神，就是守人之血气，而非守人之形体。而能够守人之血气的关键就是这正邪在门的思辨。要在临床中反复应用这种思辨，只要病人有不适，我们就要静下心去深入引导病人，询问不适的感受，并通过病人对不适的描述体会出正气与邪气在内部是怎样相战的。

面对疾病，始终保持神客在门的思辨去体验分析病症，这是纯真无邪不受污染的儿童思维，恒守此思维便是上古圣人的教育。

接下来我们会不断细化这种思维，让这种思维真实细腻，这是微针的主要训练方向。

二、用心探索经脉

经脉者，所以能决死生，处百病，调虚实，不可不通。

（《灵枢·经脉》）

夫十二经脉者，人之所以生，病之所以成，人之所以治，病之所以起，学之所始，工之所止也，粗之所易，上之所难也。

（《灵枢·经别》）

关于经脉的产生，我相信每个读者的脑中都有一个答案，或认为是源自于古代劳动人民的经验，或认为是源自于古代修炼者的内视反观。

下面不妨先放下这些答案，换一个视角，用心去体验一下，这是最真实的。

无论磕碰到身体的任何一个地方，在疼痛发生的同时，我们都会本能地想要缓解疼痛，会在疼痛处上下按摩或上下梳理，并且这种上下按摩确实能够在一定程度上缓解疼痛。

如果我们细心观察就会发现，这种源自本能的按摩与梳理不仅仅是作用于受伤的局部，还会本能地沿一定的路线上下按摩梳理，这路线恰巧就是经脉的路线。

比如肘关节受伤，我们不仅会按摩肘关节的局部，并且会沿着受伤部位所在的经脉向上臂与前臂梳理，这样会感觉比较舒服。如果不沿这个路线梳理按摩，就感觉不得劲。我们不会绕着肘关节一圈按摩梳理，因为沿着这个方向不会缓解疼痛。

任何一处的受伤都是如此，我们都会沿经脉走行的方向上下梳理按摩。

细心观察上年纪的人在休息时自我敲打放松身体，会发现他们都是不自觉地沿着经脉走行上下敲打。

我们都经历过身体磕碰后短暂的疼痛过程，细心地去体会这个疼痛，不要用头脑做任何的分析与猜想，就是单纯地去体会这个疼痛从产生到自然消失的过程。

从疼痛最鼎盛的时期到疼痛消失的过程中，我们会很容易感受到疼痛就像一股能量，这股能量沿经脉走行的方向释放。

所以经脉就是人体正气与邪气走行的通道，邪气来了，会沿着经脉的路径侵入人体，正气抗邪，也会延经脉的路径将邪气赶出。

因为邪气与正气都是沿经脉的路径传导，因此在面临疼痛的时候我们会自然想要沿经脉走行的路径按摩梳理。

很多受过西方医学教育的人会说哪有什么经脉，所谓的疼痛不过是沿神经走行的方向传导。

这就需要我们细心体会，虽然经脉的走行与神经的走行在很多路线上是重合的，但有很多地方并不重合。因此，我们细细地体会：疼痛究竟是沿神经走行的方向还是经脉的方向。只要充分体证，就会很明确地知道疼痛完全与经脉的走行一致，而非神经走行，尤其是在胸腹部的走行，就会知道经脉学说是正确的。

体会每一条经脉的走行

《灵枢·经脉》细腻地记述了人体十二条经脉的走行，是整本经典中非常重要的章节。精细地在自己身上体会每一条经脉的走行，是必须具备的基本功，没有此基本功是绝对不可以给病人针灸的。

如果没有精细的人体解剖学知识，就不能给病人做手术。同样，如果不掌握人体气血的走行，也不能给人体的气血做针灸治疗。

对于经脉的走行，我一直反对死记硬背。这种学习方法虽然会有成果，但是效率过于低下。

我的建议是体验，在体验之前对于经脉的认识不要神秘化。如果可以安静地读几遍《灵枢》就知道他的作者对待人体是很严谨的，是实实在在地观察人体，没有那些虚无缥缈的幻想。小说家可以虚构人体，医生的一切认识都必须源于严谨的对人体的观察。

经脉在人体的走行分为两部分：一部分为在体表的走行，包括四肢与躯干部；一部分为在胸腹腔内的走行。

下面逐一来说明。在说明之前静心是很重要的准备，保持头脑不

灵枢理法

与经文对抗，也不盲目地迷信，让头脑放松安静下来，跟着经文去感知人体。

西医是用手术刀在探索人体，而中医是用灵觉之心去探索人体。

经脉在体表的走行

"经脉在体表的走行"比较容易体验，我们可以用手去感知对侧身体的经脉走行。

感受右侧肢体，用左手食指在右臂轻触，不要过于用力，要感受右臂皮肤之下肌肉之外的感觉。

会感觉到皮肤之下的机体组织是不匀整的，有高耸的肌肉，有低下的肌肉缝隙。

我们细心地去感受皮肤下的膏脂，会发现肌肉缝隙处比周围的膏脂要多，皮下感觉要更充盈。

在大自然中如果我们发现某一区域草丛浓密、土壤肥沃，可以得知这块区域的地下水系发达，有地下水滋养。

同样，皮下组织膏脂的分布不均匀，膏脂肥厚的地方深处一定有经脉走行，有经脉滋养之处膏脂亦自然肥厚。

我们轻轻地上下左右切循探索这些肌肉缝隙与皮下的膏脂，再与《经脉第十》所记载的经脉循行比对，会发现完全一致。

构成这些缝隙的并非都是肌肉，有的是肌肉和骨骼之间的缝隙，有的是肌肉与肌肉在附着处产生的缝隙，有的是一整块肌肉上的缝隙。我们只要稍微用一丁点的力在皮下探索，都能清晰地感受到。

这缝隙绵绵长长，布满全身，就像穿越崇山峻岭的河流一样，穿越身体各个关节，贯穿身体。有的时候河流会细长如溪，有的时候会深广如渊，有时会深邃如谷。

老子言："谷神不死，是谓玄牝。玄牝之门，是谓天地根。绵绵若存，用之不勤。"谷神是指山谷之中存在着一股气，这股气能够源源不绝地滋养万物。

这是古人用心感知世界的真实体会，只要心识不特别的昏昧，当置身于山顶与山谷时，会有不同的感觉。

在山顶会有心旷神怡放松的感觉，人的紧张会自然放松，气会下沉，这是山顶之气带给人的感觉。在山谷之中会感觉很安稳，在安稳之中有向上的生气。此种感觉绵绵若存，却非常真实。

在山谷的某些位置挖井，很容易就会有喷泉涌出，能使泉水喷涌，这说明地下有很大的势能，这个能就是气，就是谷神。人只要放松置身于山谷之中，自然会与此气相感，自然会感受到生气。

"高下相倾"，高处的气是向下倾的，低处的气是向上生的。由此可推导出很多结论，在天地间，天地之生气位于山谷的低处；在人事之中，真正能够长久获益的人是恒谦虚处于低处的人；在人体之内，具有滋养身体的生气处于躯体凹陷处。

经脉在胸腹腔内的走行

关于经脉在胸腹腔内的走行，《灵枢·经水》言"若夫八尺之士，皮肉在此，外可度量切循而得之，其死，可解剖而视之，其脏之坚脆、腑之大小、谷之多少、脉之长短……"就是说经脉在体外的循行可以通过切循而明确，而在胸腹腔的经脉走行、脏腑大小位置，是通过解剖得知的。

我们可以看到古代是有解剖的，这些解剖的重点是在观测胸腹腔内，没有解剖四肢，因为四肢只需要在活人身上切循便可。

古人对胸腹腔解剖的重点不在于找寻实质的血管，而是在找寻脏器周围的缝隙，顺着缝隙记录经脉的走行。

因此古人关于胸腹腔内的经脉绘制，是通过解剖而得，这是最主要的途径。同时古人对于内脏疾病表现出的症状进行细微观察，这些对于记录经脉在胸腹腔内的走行也很重要。古人会体验胸腹腔内疼痛牵引的路线，这些路线也是古人对胸腹腔内经脉走行很真实的体验。

经脉之上有穴位，并非穴位连成经脉

这里要记住一个非常重要的知识，所有的经脉都是在身体的缝隙中穿行，经脉所过之处有我们针刺调气的点，这些点便是经穴。

因此是经脉之上有穴位，并非把穴位连接起来组成经脉。

"经脉十二者，伏行分肉之间"，任何一个经穴，我们在针刺之

灵枢理法

前都要先揣穴，轻轻地用手指触摸皮下的缝隙，找到此缝隙才是穴位所在。

如果针刺正中经脉，针下便有很明显的得气感觉，有此感觉针刺就容易达到调整经脉的效果。

反之，如果针刺未中经脉，针下的得气感会非常微弱，这种针刺只起到修复局部的作用，不能调整经脉。

这个操作细节在针刺中比较重要，但很容易被忽视，请读者务必牢记。

中医必须躬行，用自身去探索经脉，是非常重要的训练。

每条经脉的体表循行都必须亲自探索，而且要反复探索，这种训练会使我们的心更加细腻，能够明察秋毫。

如果已经认定了中医仅仅是训练头脑，就不会去做实际的探索，就很难启动心灵去找寻人体的枢纽，就很难对《灵枢》产生身心的认同，就不易入门。

对每一条经脉都反复地进行自身体验，从而对经典记载的经脉走行产生深深的认同，而不是知识的记忆，这是学习经典的一个重要基本功。

三、是动病与所生病

我们知道经脉是气血的通道，知道了经脉的走行，进一步就要体会经脉中气血与邪气相战的反应。

子曰："天何言哉？四时行焉，百物生焉，天何言哉？"（《论语·阳货》）四时变化、百物生长，这背后的天地造化之力真是非常伟大。我们看不见这股力量，听不到天地的言语，它就这样默默地存在，滋养着天地间万物。人体经脉中的气血亦是如此。人体中的气血极为精微，一直在柔顺平缓地运行着，虽然看不见也感受不到，但却真实地在滋养人体，使身体恒处于健康舒泰。

正常状态下的人体，气血柔顺，人体没有任何的不舒服，即使稍有不适亦可自我调解，也不会感受到经脉气血的运行。

我们一旦能够感受到某条经脉的存在，就说明这条经脉中的气血被激惹，气血异常翻腾，这种气血异常的波动就会使人体产生不适，这便是"是动则病"。

在平静的河水中扔一块石头，便会产生异常的波动；如果水中有障碍物，水流经过障碍亦会产生异常的波动。

同样，如果有邪气入侵人体，人体气血被干扰，被干扰的经脉中的气血便不安宁，便有了是动病。

如果经脉所流行之处，有机体的损伤，经脉在经过这里时，也会发生异常波动，产生是动病。

体会"是动病"

我们要去体会每一条经的"是动病"。可以用手指按在经脉所过之处，想象手指的下按力就是外来的邪气，体会这里的气血被压住了，气血奋力去抗击，伴随着这种抗击人体会有怎样的不适。

体会某一处下按后所带来的人体"是动"，看这个"是动"会不会产生与《经脉第十》所记载一致的相应部位的症状表现。

再移动手指，沿经脉走行从头体会到尾。既要体会经脉在四肢处抗击外力所产生的症状，又要体会经脉在躯干胸腹腔内被压制不通所产生的症状。

背诵下来的每一条经脉是动病，只是大脑的记忆，没有心的真实体验，用背诵下来的症状去临床应用总是隔着一层。

当我们真实地体会到每一处不通会影响人体气血产生怎样的不适时，临证时只需要放松，放松倾听病人诉说不适，去体会病人这个不适究竟是哪里的气血在异常波动，这样是直接的认识，是真实准确地看病。

体会"所生病"

当一条经脉长时间处于是动的病态得不到纠正，久之其所过之处就会失于濡养，经脉所主的脏腑就会发生相应的病变，其脏腑所主的功能就得不到很好地发挥，筋骨与气血津液也会相应发生病变。

这些由是动进一步引发的病变为"所生病"，为"是动病"的进一

灵枢理法

步发展。

牵一发而动全身，当一条经脉发生病变，久之全身气血也必然都向这一条经脉处倾斜。

人体经脉分布大体为正前方为阳明经，正后方为太阳经，两胁侧方为少阳经。

半身以上手经足经都有，以手经为主，天气主之；半身以下只有足经，以足经为主，地气主之。

阳经在外，主防御与运动；阴经在内，主滋养。

健康之人气血处于中道，不偏不倚，当整体气血被一条经脉牵引，都往一个方向偏倾，便出现了各种"所生病"。

先体会气血偏于"六阳经"所产生的病症

保持中正直立放松的站姿，此时人体前侧、后侧与胁肋两侧都处于放松的状态，自然柔和放松地呼吸，此为不偏不倚的中正状态。

身体微微前倾，体会一下气血偏倾于身体的前侧，伴随着每一次呼吸都微微保持一个向前的力量，体会一下这种向前的力量带给人体的不适感，对比一下经中记载的足阳明胃经的所生病症，便会认同这种感受。

同样身体微微后倾，体会气血偏倾于人体的后背，伴随每一个呼吸都始终微微保持一个向后的力量，体会这力量所带来的不适，对比足太阳膀胱经的所生病症状细心体会。

身体既不前倾也不后倒，而是身体两侧微微用力，体会气血既不向前也不向后，而是被挤到了两侧，体会这种状态所带来的不适，对比足少阳胆经的所生病症状反复细心体会。

体会完足三阳经，我们再体会气血向前上、后上、上之两侧偏倾的不适，分别对比手阳明大肠经、手太阳小肠经、手少阳三焦经。

再体会气血偏于"六阴经"所产生的病症

六阳经主外、主肌表；六阴经主里、主内脏。

当气血偏于内里而不能流畅地通达四肢百骸，气血偏倾于内部，便是六阴经病症。

气血偏于胸膈以上便是心包与肺经病；

气血偏倾于胸膈以下便是肝、脾、肾病。

偏于前侧则是太阴，胸膈以上为肺，胸膈以下为脾；

偏于两胁侧边是厥阴，胸膈以上为心包，胸膈以下为肝；

偏于下方及后方为肾。

心有名无形，只有经脉所过之处病，无实体脏病。

当气血偏倾于内里，亦会使相应的脏器失去濡养，而表现出相应的脏病。

《灵枢》之五脏功能

《灵枢》所认为的五脏功能与后世的脏腑观不同，《灵枢》的认识更直接，没有对脏器功能的演绎成分。

肺的主要功能就是"行气温于皮毛"，肺病表现为气胀满于胸，以及一些经脉所过处的症状。只要身上多处胀满，则为肺经病症。

脾的主要功能是润养肌肉，脾病表现为身体一处或多处呆滞沉重，以及一些经脉所过处的症状。

心与心包的主要功能是通血脉安精神，心不受邪，心包代心受邪，心病会表现出经脉所过处的症状，没有脏病症状；心包病会表现出情志热烦与经脉所过症状。

肾主"濡骨髓"强志，肾病则无安全感，善恐，及经脉所过症状。

肝主养筋，肝病，身体主要表现的是大筋疼痛以及经脉所过处的症状。

筋、脉、肉、皮、骨分属肝、心、脾、肺、肾，任何一个组织在身体多处出现症状，则为相应脏所属经脉的病变。或者身体组织与对应的脏腑部位同时出现症状，亦说明为该经病变。

如全身多处筋痛，或者胁肋、少腹疼痛并伴随身上的筋痛，都说明是肝经病变；如全身多处沉重疼痛，或者胃脘部及肠胃不适伴随身体某处沉重疼痛，则是脾经病变，余脏同法。

是动病与所生病的差异

"是动病"为邪气干忤经脉，经脉气血感受到邪气而动所产生的病症，而"所生病"为这个"动"的进一步影响。

阳经的气血在外比较亢奋，故六阳经"是动病"大多以经脉所过之处的疼痛症状为主，"所生病"则是沿这个疼痛向外扩展的症状。

阴经的气血在内比较柔弱，故六阴经的"是动病"以内在脏腑气血郁滞不通的症状为主，"所生病"为这个郁滞向外扩展的症状。

无论"是动病"还是"所生病"，一方面可以通过询问病人不适的症状得知，另一方面也可以通过人迎气口脉诊法准确得知。

《经脉第十》在记录每一条经脉的走行与病症的最后，都记录了当病变在该条经脉时人迎气口脉的特点，可见人迎气口脉诊在经脉的诊断中非常重要。

具体的人迎气口脉法会在下一章重点讨论。

四、临床观察

在临床上，可将病人的不适症状大体分为两类：一类是有明确躯体部位的不适，如常见的各种颈肩腰腿疼痛等；一类是没有明确部位的综合症状，如全身多处疼痛、失眠、月经不调等。下面分而论之。

有明确躯体部位的不适

这种躯体部位不适是针灸临床非常常见的。

首先，要判断疼痛部位所过的是哪条经脉，并进一步思辨是否为这条所过经脉的"是动"。

人体的经脉在体表的走行路线非常有规律，只要掌握大体分布规律即可：阳面为前阳明、中少阳、后太阳；阴面为前太阴、中厥阴、后少阴。

掌握这个规律，再记住"内踝上八寸以下"这个唯一一处不按此规律分布的经脉走行，这样经脉在全身的大体分布就掌握了。

再根据病人描述不适的具体部位，便可找到这个部位所过的经脉。如肩膀疼，让病人指清楚最疼的位置。锁定这个位置找到所过经脉，多数情况下这个疼痛不解的直接原因就是这条所过经脉不安宁，或为是动或为所生。只要针刺这条经脉，使经脉气血恢复清净，则经脉会恢复对损伤部位的濡养，使损伤得到最快速的修复，则肩痛痊愈。

鉴别原发症状与继发症状

通过不适所处的位置来判断经脉病变，这个不适必须是原发症状，不能是继发症状。就是说这个不适部位必须是邪气直中之处，为正邪相争的真正战场所在。

鉴别是否原发主要通过以下两点：

1. 一定是最不舒服的症状，为病人最为所苦之处，病人的主要情绪都被它所牵动。如果解开此处，病人会有如释重负之感，说明正气正在此处抗邪。

2. 不适症状沿着经脉走行方向延展，或者沿经脉走行的方向牵扯。经脉是正气抗邪与邪气深入的通道，如果经脉中的气血被邪气引发而异常波动，不适必沿经脉方向走行。

以肩痛为例，很多病人长时间过食肥甘，使得体内痰湿壅滞，导致身体产生困重乏力等症状，同时痰湿的壅滞会引起关节不利，这种肩痛并非所过经脉的异常波动引起。这时候的肩痛并非病人当下最不适的症状，而且这种疼痛多成片状，说明整个肩部都被痰湿所包裹，不会沿经脉延展。

引起肩痛的原因有很多，以上仅举例说明。还有很多癌症骨转移的肩痛，亦非所过之处的经脉病变。此时针刺治疗需要找到真正的病机，如果只在局部针刺，或者沿经脉所过之处针刺，病症虽可暂时缓解，但真正的病邪没有祛除，真正的正气没有恢复，病必复起。

再比如针灸临床最常见的腰痛，就部位而言，腰两侧的肌肉疼痛，部位属于足太阳膀胱经；腰部脊柱位置的疼痛，部位属于足少阴肾经；腰部两侧近胁肋处的疼痛，部位属于足少阳胆经。

如果是这三经异常所致的腰痛，病人会以腰痛为最主要的不适，且病人对腰痛比较苦恼。同时腰痛上下分布，或沿膀胱经上下牵扯疼痛，甚者牵扯大腿后侧疼痛，或沿脊柱上下相连疼痛，或从腰至髀疼，甚者牵扯大腿外侧疼痛。出现这种腰痛，为相应经脉病变。

但临床上很多腰痛并不与上述症状相合，就不是相应经脉病变。

有的病人疼痛部位虽为膀胱经所过处，但呈片状，整个腰部一片沉重疼痛，稍一活动便会加重，说明是因脾不能润养腰部肌肉，病变为足太阴脾经，即经典所言脾经是动症状之"身体皆重"，甚者会有所生症状之"体不能动摇"。

还有的病人腰部周围肌肉硬紧，导致腰部不能俯仰，一俯仰则紧张的肌肉被牵拉而疼痛加重，说明是因肝不能养筋所致，为足厥阴肝经病变，即经典所言肝经的是动症状："是动则病腰痛不可以俯仰。"

可以说腰以下六条经脉异常皆可引起腰痛，虽然这种为临床中较为常见的腰痛，但并非腰痛病症的全部，有简单的腰部损伤未入经脉者，亦有邪气深入脏腑者。

总之，不可做守形的医生，仅将腰痛分为几个类型，按每个类型设置一种针刺方法，这为守刺法的粗工。

我们要做守神的医生，静心察看究竟是哪条经脉的气血异常波动所引起的腰痛，然后根据所察调整血气使其恢复清净，此为守血气的合格医生。

没有明确病位的综合症状

对于没有明确病位，表现为综合症状的病人，我们需要通过病人的描述感受正气是如何与邪气相战的。

首先要通过病人的描述，感受病人的不适程度，分辨出阴病、阳病。

不适程度较重，说明正邪相争比较剧烈；不适程度较轻，说明正邪相争比较柔和。

如果病人有明显的不适症状，主观感觉比较痛苦，说明正气奋起抗邪，为三阳病。

如果病人的不适症状比较隐约，或者只是感觉不适却找不到明确的不适症状，说明正气没有奋起，为三阴病。

如果用部队打比方，六阳经就是前线的战斗部队，六阴经就是后方的后勤保障部队。

病邪如果与六阳经的战斗部队相遇，必然遭遇剧烈的抵抗，表现在人体的病症上会有明显的不适，人体有强烈的祛除病邪的欲望。

病邪如果与六阴经的保障部队相遇，抵抗一定很弱，甚至几乎没有什么抵抗，表现在人体的病症上仅会有若隐若现的不适，人体的体力大为衰减，人体只想要更舒服一些就很满意。

大多数的三阴病是由三阳病发展而来，但不能因此而得出三阴病的病情比三阳病重的结论。

病人的主诉症状不能作为判断经脉的依据，但我们可以通过深入地询问，细细地体会病人描述主诉时的神情以及对所苦的形容，来感受病人气的偏倾，具体会在下一章中更详细地论述。

同时还可以通过询问日常一些并不被重视的细节，如饮食状况、口舌的感觉、汗出情况、心情状况等来判断。

最重要的是我们可以通过望诊面色与切诊脉象来准确判断。

对于初学者，综合症状的病人的诊断难度要大于明确病变部位的病人，待熟练掌握守神的诊断，才可以清晰诊断，这也是我们接下来要学习的重点。

五、经脉的盛虚

作为中医，我经常会被病人及亲属问一个问题，那就是在身体没有病的时候，用什么方法能够预防得病。

我的回答一直是：保持健康的饮食习惯，规律的生活作息与恬淡虚无的内心状态。而这三者之中最重要的是恬淡虚无的心态。

天地之气，和风细雨，则万物得到滋养，虽偶有暴风骤雨，对万物亦无大害。

当人的内心处于恬淡虚无，呼吸会柔和而深长，体内的气血亦会如和风细雨般滋养脏腑及四肢百骸，即使偶有小恙，亦会快速恢复，不会有大碍。

当某个地方受到邪气的侵袭，此时我们只需要保持觉察，知道这个地方被侵袭了，仅需要单纯地觉知到，气血便会以自然的方式来化解。

气血到达侵袭之处，轻柔地去面对这个外邪，既能够拖住外邪使邪

灵枢理法

气不得深入，又能够顺势将外邪驱除，并修复受损的组织。

如此便是人体处于恬淡虚无状态下对邪气的反应，是最佳最有益的反应，即经典所言"恬淡虚无，真气从之，精神内守，病安从来"。

中国人还将这种人体对待邪气的态度用于日常的世事处理之中，古人所追求的中庸状态，便是对日常事务的反应始终保持柔和且不逃避，顺应自然规律去处理事务，即无心而为，既不以坚硬之心去对抗，也不以恐惧之心去逃避。

如果人体不处于恬淡虚无的状态，当感受外邪时，就会与外邪发生战争，如此便产生各种的"是动病"，继而产生"所生病"。

异常的抗击邪气状态主要有两种，即盛与虚。

盛则泻之

盛，是指人体气血过于用力去抗击邪气，虽然能够抵抗邪气深入，但是也会导致人体气血壅滞不畅通。不通的气血会使邪气反而滞留，无法驱散。同时，经脉壅滞不仅使气血失去修复功能，反而可造成人体的损伤。

此即仲景在《伤寒论·平脉法》所云："持实击强，痛还自伤。"我们握紧了拳头用力打击坚硬的石头，最后受伤的还是自己。

如果经脉中的气血过分地与外邪相战，会表现出各种激烈的实性症状，或痛或胀，症状多比较明显。

经脉所过之处因为气血壅滞，亦会产生各种实性的改变，皮肤多紧绷，下按皮下张力多明显增高。若按到不通之处多会有明显的疼痛，如果经脉所过之处有动脉搏动，搏动亦会亢奋有力。

遇到这些情况，针刺需要用泻法，泻法能使该经的气血不再亢奋并疏通郁堵的经脉，气血恢复平态，则邪气得出，机体损伤得以修复。此即"盛则泻之"。

虚则补之

虚，是指人体的气血无力去抗击邪气，处于退缩的状态，类似于日常工作中的消极怠工。

这或是因为本身气血虚弱，故而没有对邪气产生适当的反应，或是因为正气抗击邪气日久消耗所致。

如果一条经脉的气血长时间处于虚弱的状态，会导致邪气滞留并渐渐深入，同时亦导致经脉所过之处失于濡养。

虚性的抗邪会表现出偏虚的症状，或隐痛，或木，或麻，或不仁，不适处多喜揉喜按，症状多是隐隐存在的感觉。

经脉所过之处皮肤亦会比较松软，下按皮下空松。经脉所过之处的动脉搏动亦会搏动无力。

遇此情况，针刺需要用补法。补法能够引导周围的气血聚于针刺所在经脉，并使经脉中的气血恢复活力，积极地去抗击邪气，修复受损的组织。此即"虚则补之"。

不盛不虚以经取之

还有一种情况，即气血在正常抗击邪气，既未盛也未虚，只是因为正气的修复力量不足，我们治疗的目的是加速这个修复过程。

这时可以在局部针刺以修复局部的损伤，病痛便可以快速缓解，且起针后病情不会反复；也可以找到病变所在的经脉，沿经脉找相应的穴位针刺，无需补泻，便可快速恢复。此即"不盛不虚以经取之"。

正邪相争的思维

有人会有疑问，如前文所说，正气越多，代表人体的修复能力越强，何以正气聚集反倒引起实性病变？

须知人体本只有一气，我们是以正邪相争的思维来描述这个气。此气处于恬淡虚无的状态则为正气，若与邪气相裹不再恬淡虚无，则非正气。

故《素问·生气通天论》云："苍天之气，清静则志意治，顺之则阳气固，虽有贼邪，弗能害也，此因时之序。故圣人传精神，服天气而通神明。失之则内闭九窍，外壅肌肉，卫气散解，此谓自伤，气之削也。"

恬淡虚无即是清净，只有此状态的气才是正气，亦称真气，此气越多则人越放松平和，越能够与天地沟通，越健康。

非此状态则有盛与虚的"失之"的病态，此时之气非清净之正气。

灵枢理法

针刺补泻的目的是为了使气恢复清净的平态。

因此针刺的补泻非增加或抽减气血。泻则虚，非从人体内抽出一部分多余的气血，而是让亢奋的气血宁静下来，并使郁堵之处得到疏通；补则实，非给人体补充进一些气血，而是使懈怠的气血恢复活力，并使失于滋养之处得到滋养。

六、经脉的补充——经别

在体表探寻经脉，确实能找到与《灵枢·经脉》记载的经脉走行一致的缝隙，可以真实地感受到这确实是人体气血运行的道路。人体之气会顺着经脉来与病邪抗争，也会沿经脉走行出现症状。

细心的朋友会发现依然有一些特殊的情况并不是与经脉走行相一致的，这是因为经脉还有离合出入，内容详细记载于《灵枢·经别》中。

下面以足太阳膀胱经、足少阳胆经为例说明：

足太阳膀胱经，位于后背。在后背仔细循摸，可以找到一条缝隙，这条缝隙并不是某两个肌肉的间隙，而是在众多的肌肉之中，可以循摸到一条隐隐的缝隙。这条缝隙从颈项下走肩内，并继续下行循脊柱两旁，下抵腰间，并继续循臀部下行，至腘中，只要有心（潜心体会）的读者皆可清晰地在人体中循摸到，与经典记载完全一致。仔细体会这条经脉不通时的症状，也会出现与经典记载一致的"是动"与"所生"症状。

细心的读者会发现有一个"所生"病症难以体会，即痔，膀胱经的走行不经过肛门，何以会出现痔这个病症？

这个问题在《灵枢·经别》中有合理的解释，因为膀胱经的一个经别经过肛，"足太阳之正，别入于腘中，其一道下尻五寸，别入于肛"。

足少阳胆经循行于体侧。从胸部经季胁，下至大腿外侧可以循摸到隐隐的缝隙。

临床中会发现很多肋间神经痛的病人，疼痛的走行并非上下走行，而是沿着胁肋从后背向前胸方向疼痛，这与经脉中气血走行并不一致。

这个问题《灵枢·经别》亦给了合理的解释，因为胆经有一个经别循着胁肋走，"别者，入季胁之间，循胸里，属胆"。

我们探寻人体，很难探寻到经别的走行；而通过临床观察，确实能够发现与经脉走行不一致的病症。

粗工很容易忽略这些问题，而上工明察秋毫，找到了这之间的联系，"此粗之所过，上之所息也"。经脉走行的深处，会有一些分支，这些分支从经脉中分出，相伴经脉并行一段路线，后又回流到经脉之中。这有些像现代医学所说的血管侧支循环。

经别所过之处郁滞不通，亦会产生相应的病症，其治法与经脉一致。

七、经脉的发现

中医是实证医学，学习需要知行合一，即每一个知识都要用心去验证，只接受心能够验证的知识，这验证的行与所学的知不能有丝毫分离。我们现在总重视学习知识，而轻视去时时验证。学习了大量的针灸知识，却缺少实操，缺少沿着《灵枢·经脉》的记载在自身或者在亲友身上真正切实地切循经脉。

非常多的中医学子，不停地学习各种知识，如验药、验方、技法，等等，脑中堆满了杂乱的知识，这就好似吃了一大堆的垃圾食品，看起来数量很多，但没有多少营养，甚至还有害，不仅如此，这些食物堆积在胃中还不能消化吸收。如此学习鲜有成者。

古人的学习并非如此，他们从经典入手。经典就好似将甄选出的最精华的上妙美食集合在一起，他们细细品尝，慢慢吸收，渐至融会贯通成为身体所需的精气。经典《灵枢》的每一篇都是极有内涵极美妙的美食，只要用心细细反复体会，内心自会渐渐明朗。

明智的学子一定会选择亲身验证这条学习之路，没有亲身的验证，接下来的《灵枢》学习就容易与临床脱节，虽然学了一堆知识，然而难以转化为自身功夫，临证难以发挥效用。

只要开始补上时时验证的学习，按照经典的指引，真实地在人体中切循，就会对经脉有真实的认知，这个认知中没有一丁点的猜测。

我们既不会相信经脉是一个至今仍未发现的物理管道，也不会相信经脉是神经或者其他物质，更不会说经脉不存在。

它真实地存在在那里，是细心的古人真实地切循后详细绘制而成。经中说得很明白，"外可度量切循而得之"，这度量切循是极严谨的人体观察。

天上的银河古人与今人都能够看到，地上的江河古人与今人能够看到，人体的经脉古人与今人一样可以观察得到，人体的经脉与天上、地上的河流一样真实地存在。

古人使用度量切循的方法可以真实地发现经脉，今人按照古人的指引一样可以真实地发现经脉。

因此建立在经脉体系之上的中医学既不是粗浅的经验医学，也不是充满神秘色彩的玄学，更不是高深莫测的哲学，是极为严谨的医学。也只有这样严谨的医学才能真正给人带来健康。

关于经脉的发现，经中已经说明。我们自己如果能按经中的指引潜心实践也可以真实切循到，可是总是有很多人拧着一股劲，不愿意沉下心来读经典，更不愿意相信经典是朴实的。

通过度量切循真实地观察到经脉，这个方法最简单、真实，如果古人不采用这种简单真实的方法，却费力去练神功，是不符合自然规律的，这种努力的方向就错了。

如果想在水上通行，根据水的特性，制造一艘船，就可以在水上自由航行，这是符合规律的最简单、最易行、最有益的方式。而不是通过特殊的训练使人自己在水上奔跑，这本身就不符合自然规律，这种努力也必然是枉然的。同样，人体气血运行会在身上留下纹理，顺着纹理切循就可以找到经脉的运行，这是符合经脉规律最简单、最易行、最有益的方式。

或许有人会问，古代修道之人不就是修炼内视反观吗？这么多人都错了吗？

古代真正学道、修道的人没有错，他们不追逐世俗的名利，体验天人合一的至高境界，他们是拥有大智慧的人，他们学的是天地的规律，修的是体认天地的规律。

所谓内视反观，是训练自己不被名利迷住双眼，不再向钱看，也不向权利看，让自己的感官恢复敏锐去洞悉身边各种变化的内在规律，包括自身每个呼吸、每个行为发生的气血变化；天地间日出日落、春去秋来的变化；人事上君臣父子之间互动的各种变化；甚至是国家天下朝代更替的各种变化。

体会到这些变化最根本的规律，清醒明达，顺应规律，或隐于市井默默以身躬行教化和帮助当地百姓，或辅佐明君成就一番利国利民的事业。

这些是真正内视反观的修道人，中医的祖师也都是修道人，他们不是靠各种法术蛊惑百姓的人，他们修炼的方向不是打通任督二脉，不是追求高高在上的虚假境界，他们如果有智慧能远离名利的诱惑，怎么会又陷入更加虚无缥缈虚假的境界里呢？

那么有人会问通过修炼感受不到经脉吗？很多人会说自己安静地坐着的时候会感受到某条经脉的走动。

真理只可说与愿意明辨之人，如果总是执着于一些异象，并展开胡思乱想则不能与其谈论至道。

经中明说，是动则病，如果能感受到某条经脉在动了，则说明这条经脉有异常。

绝对健康的人安静下来，会感受到伴随呼吸人体各个部位的微小运动，机体内部越放松，微小的运动会越向四末延展，即使是到达如圣人般呼吸至踵（脚跟），也只会感觉到内心舒服喜悦与呼吸松软自然的运动，没有其他感觉。

但是如果某条经脉中有邪气，人体在忙碌的时候没有关注，当放松下来的时候就会感受到这条经脉在动了，或热、或寒、或麻、或如虫行，都说明经脉在修复病变。

人在放松安静下来并处于中正的时候，自我的修复会加强，觉察能力也会加强，因此感受到这些经脉现象是很正常的事，既不代表有了神功，也不该追求这些感觉，更不应该过分联想。

灵枢理法

如果有人说感受到十二条经脉都在动，这说明气血虚弱到极度衰弱的地步，才能让人体十二条经脉皆病，千万别高兴，更不要追求这个病态，这是极危险的。我见到很多人不求明师，不求明理，只求神功，最后变得神经质，百病丛生。

还有人会说自己通过意念导引确实感受到了经脉的运行。

我真心不愿意叫醒装睡的人，也不愿意动了以此敛财的人的乳酪。这明显是一个心理暗示的游戏。

通过暗示身体某一部位发热，大部分人只要有足够时间反复自我暗示，这个部位都会发热，其他通过暗示感受到气感之类的都是同样的手法。

如果按经脉走行的路线暗示，不停地暗示这条路线会有气流走过，长久反复暗示，就会出现你预先预计好的感觉，这个过程实质是在自我催眠。我相信学过西方心理学的人一眼就能看穿这些把戏。

我个人在很多认识上会有局限，在此只是表达了我的观察与思考，不当之处请读者海涵。

经脉图的绘制一定是极为客观的过程，是经过无数次的修正最后定型为《灵枢·经脉》所呈现的样貌。我们通过出土的有关经脉文献，可以看到许多粗糙的经脉绘制样貌，这无疑说明经脉是经过发展而越来越精细的。

如果用玄学给经脉学说蒙上一层面纱，从入门开始便走进了不可知的玄学领域，只会越学越迷茫，离明越来越远。

对于很多自命不凡的人，无论怎么论证，都难以说服他们真实地深入探索经脉的发现。

他们不愿意放下端着的那股劲，他们学习经典与谈论经典不是为了临床真实的观察，而是为了彰显自己的高深。他们言论中所向往的老师与榜样，不是踏实诊病的医者，而是高深莫测的神，所以《灵枢》的作者就被包装成这样的神。

而他们认为发现经脉必须用非凡人的方法，如果说内视反观之说还不够神秘，他们就会用更加神秘化的言论，总之，就是不按经典所言去知与行，《灵枢》就是被这些人给埋没的。

用心去探索经脉是步入《灵枢》大门的开始，只有愿意沉下心来的人才会步入这个大门，抱着四处外求找寻武林秘籍的心态是没办法进入经典的世界的。

八、精神内守，病安从来

人生活在天地之间，天地间有无数的珍宝，而大多数人最想要的宝物一定是健康有活力的身体，在这个前提之下才会有其他的欲求。

人被天地的生气包裹着便充满活力，当生气在体内柔软畅通地流行着，我们便会感觉幸福甜美，在这个生气的滋养下才可以去体验更丰富的物质财富。物质的刺激虽然可以带给人快感，但只有天地之气的滋养才能带给人长久恬淡的幸福。

我并不是在贬低物质带给人的幸福的作用，但是如果以失去生气为代价去追逐名利，则得不偿失，甚至没有所得却失去最珍贵的宝物——健康。

作为有志于医道的医者，首先要从对名利的追逐中醒来，清醒地认识到天地间何者最贵。医生如果"孜孜汲汲，惟名利是务"，不能够精神内守，那么医生在临诊时便难以沉下心去体会病人气的状态，也不能有清醒的头脑去找寻疾病的根源。

所谓精神内守，不是闭上眼不看，堵住耳朵不听，这样不看、不听外边的世界，虽然可以尽可能地不被外在世界干扰，获得一段时间的宁静，但这在闭上了外界大门的同时，也阻断了天地供养人的生气。

精神内守，所守的是绵绵若存用之不勤的生气。这个生气的特点古人形容是恬淡虚无、上善若水、专气致柔等，庄子因为守住这个气故能逍遥于天地之间，颜回因为能够守住这个生气故能一箪食、一瓢饮而不改其乐。

让自己放松下来，去欣赏自然，融入自然，恢复天地生气的滋养，这是学习医道非常重要的功课。

"为学日益，为道日损"，我们总习惯地认为获取知识才是学习，

灵枢理法

却不知道放松让自己恢复如婴儿般柔软是最重要的学习。

请读者朋友务必完成这个融入自然的功课，这在紧张的头脑里会认为是浪费时间，紧张的头脑也会找出各种的理由阻止或推延这个功课。

一定要去体验文字所不能表达的道，去体验大脑没办法理解的幸福。

最好是选择一个有山有水有树木的山谷，暂时放下想要去拼搏的念头与一直担心的事情。只要不挣扎、不折腾，大自然就会让我们放松。能放松多少就看我们是愿意顺着自然的力走还是愿意顺着自己的惯性走。

首先感觉到的是呼吸舒畅，头脑放松，身体不再沉重。

顺着放松的力量去看山、水、树木，这时候的眼神是柔软的，而山、水、树木给我们的回应是使我们更加柔软。如此一直互动下去，我们用柔软的目光欣赏自然，自然回馈给我们柔软舒泰的身心。

如果山谷之中有流水声或有微风吹动草木之声，则益佳矣，此地籁之声是世间最美的音乐。

这个过程中，我们的身心越来越柔软，呼吸越来越松柔，可以不费力的自然深长呼吸，身体的每一个细胞都会恢复生气。我们会感觉如浸泡于蜂蜜与酥油中一般的甜美，这个甜美使我们安静，这便是恬淡虚无的感受。

我们会感觉精神松柔，每一个发出的意念、眼神或动作都是轻柔顺畅的，不会去与目标对抗，只会去滋养目标，这便是上善若水的状态。

只要习惯了这种柔软状态，就不会被轻易打扰而离开，而且离开这种状态自己内心会不舒服，因此不会再选择坚硬，此即专气致柔。

回归自然并不是为了做隐士，也不能以喜好山林为借口逃避现实中遇到的困难。而是要回到出发点，并永远守护这个不能离开的出发点去工作生活，"道也者，不可须臾离，可离非道也"。

如果在现实生活中一遇到事情就离开了我们所体验到的道，那么这个道就不是真道。

道是永不停息的，一直围绕着起点运转，只要我们守住柔软的心去感受日常生活中遇到的事情，顺应柔软的心与遇到的事互动，这便是修道。

一开始难免会被世俗之事影响心的柔软，甚至会陷入惯性的紧张之中，这是我们需要化气的关键所在，要在事上磨心。

这个过程不要害怕犯错误，一旦错了内心会不舒服，诚实地面对自己拧着的气，不把这个问题归为外在的诱因，放松下来调整自己，继续以更加柔软放松的心态去面对现实中的问题。

这个过程就是转化习气的过程，只有转化习气才能更好地回归自然，才能更深地与道相合。

阅读经典在化气的过程中是非常重要的。

经典的作者心思是极为细腻的，他能够告诉我们如何在生活中一直顺应天地之气，并细细地剖析常见的错误。同时当我们离开了天地之气，经典亦会循循善诱引导我们回归。

中国文化下的所有经典皆源自于道，皆能引导我们回归道，并守护道。

天地因为顺应天地的理路运行，故能天长地久；人也要顺应此生气而行，才能健康充满活力。

当身体得病不舒服时，是一个提醒，我们一定是离开了道。

这时候有两个选择：一是继续惯性，这只会使病更重；另一个选择就是放松下来，回归柔软守住生气，顺着生气调整自己的身心。既不想要快速去除疾病，也不是无视疾病，而是让自己绵绵不绝的爱关注身体的不适，调整自己慢慢身心皆恢复健康，以这个并不着急的心态面对疾病是最快速的自我疗愈方法。

很多人面对疾病不知所措，不知如何顺着生气调整自己，此时去找一个明道的医生就是非常必要的，医生可以用微针或者几味有偏性的中药引导人体的气血，以帮助人体恢复健康。

医生面对病人的痛苦时，不要离开大自然带给我们的放松与柔软，要把放松与柔软贯穿于诊疗过程的始终，尽可能地把这份放松与柔软带给病人。

这时我们不会与病人的症状对抗，以柔软的思维穿透病人的表象，深入体会病人气的状态，用最直接的正邪相争的语言描述气的状态，用轻柔的方法引导病人的气恢复生气，这个过程中没有一点的紧张，意识如水般自然的流动。

在我的教学经验中，我发现最难的是说服学生停止惯性思维。

我们没有办法通过紧张的努力使自己明道，因为道是在最放松最柔软的心灵深处，所有紧张的努力都是南辕北辙，其出弥远，其知弥少。

只要顺着经典的指引，顺着天地的指引，回归源头，我们的内心就越来越明，就能清晰地明了经典记载的人体真相。

越来越明而非越来越博学，这是中国文化明明德或明道的学习，亦是中医的学习。

能知《终始》

一、深耕经典

博学与精研

中国传统文化下的任何分支都对经典极为重视，甚至夸张到犹如信仰一般。

按照一般人的理解，一个人想要在行业里做出成绩，应该广泛涉猎行业内的相关知识，要博学。

可在中国传统文化的认识里却不是这样的，中国传统文化认为要在行业里做出成绩，要精研。中国传统文化是将一本书尊为经典，往深里钻研这部经典，这样就能成功。

然而现代教育培养出的大多数人很自然地会认为这两种学习方法各有利弊，认为应该既要博学又要精研，做到既博又专。

我们细细地品一下这两种方法：如果所有的书都处于同样的水平高度上，那么得出"精研与博学同样重要"的结论，是非常中正客观的。如果有一本书的认识高度远在其他书籍之上，那么通过学习这本书提升自己的高度就是非常明智的选择。

经典就是无数的成功者共同认可的具有极高高度的书，这就是中国传统文化重视经典的原因之一。

博学的学习方法是在积累知识。在读完一本书后，书中的知识会留在脑中。这样不停地学习，脑中存储了越来越多的知识。这些知识或许能在特定的时候派上用场，但是对自身的思维方式与心灵状态没有改变。

精研经典则不同。静下心去读经典，内心会被经典的某个片段触动，反复琢磨这个片段，会越琢磨越觉得有道理，会赞叹经典的高度，内心会试图去触碰那个高度，思维方式与心灵状态会发生潜移默化的改变。

并不是每一次阅读经典都会被触动，但这种内心的触动时时会有，这种触动便是与经典产生了共鸣，共鸣带来的快乐远超获取知识的快感。

经学与化气

可以说中国文化的特点是经学而非博学。每个行业都有它自己的经典，同时中国文化又有共同的经典，这是祖先留给我们的无价财富。

只要能明白经典的字面意思，在这个前提下反复阅读，自身就会发生变化，这个过程古人形容为化气。每一次共鸣都会带来气的巨大改变，在长久与经典共鸣的学习中，气会发生脱胎换骨的变化。

我们便由一块璞玉顺着自身的纹理打磨成一块美玉，这个学习的过程便是"如切如磋，如琢如磨"。

随着气的变化，心灵会得到极大丰富，同时自然而然地能够深入体会到经典的道理，自然认同，并能够活用。

或许有人会说博学也能产生共鸣的感受，的确如此。我并不是彻底否定博学，只要心思细腻在博学中也能够产生共鸣，尤其是经常与经典共鸣的人在博学中也会经常产生共鸣。

知所先后，方能近道。经典为根基，根基牢固则可更好地去欣赏所博学的内容。若无根基，博学很容易成为没有方向的四处追逐，造成认知混乱。

只博学而不读经化气，只满足于博学带来的快乐，而不沉下来去体会读经化气所带来的快乐，古人称之为"玩物丧志"。

静赏经典，乐在其中

经典必须要自己去读，这个亲自用心读的过程是非常重要的，没有人可以通过获取经典的知识而化气，必须要亲自去读经典，去体会经典的道理。

想要成为针灸的明医，反复阅读体会《灵枢》是最重要的功课。阅读经典解读是不能代替读经的，所有的解读都只是引导作用。

无论我反复唠叨多少次要亲自读经，我相信还是有很多读者不会去做。

一个人愿意停下来，去静静欣赏经典，便是学习中国文化的开始。当他乐在其中时，中国文化就慢慢与其融合。

孔子曰："发愤忘食，乐以忘忧，不知老之将至。"愿每个读者都能如此，尽情享受阅读经典的快乐。

二、凡刺之道，毕于《终始》

为何"小针之要，易陈而难入"

打开《灵枢》，第一篇《九针十二原》就像一扇大门把我们挡在了门外，不得其门而入，便不懂经典所言。

《九针十二原》将针灸的各个重要环节用简短的几句话概括清楚了，虽然小针外可变化无穷，核心却很简单，并说"针道毕矣""九针毕矣""刺之道毕矣"。意思就是很明确地告诉读者，小针很简单，几句话就能说明白，只要能顺着经典作者所指的方向去看，就会看清楚。

作者表达出来很容易，但我们顺着能够切入到作者的视角却很难，故经又言"小针之要，易陈而难入"。

为什么这么简单的核心我们不能掌握，就是因为经典用简单的几个字所表达的不是具体的知识，而是一个方向。这个方向与我们惯性所朝向的方向相反。掌握知识容易，而改变方向却很难，大部分人很难放下故有的思维方向转向经典的方向。

如果只是把经典当作知识去掌握，而不是顺着经典的语言改变自己的思维，经典就很难懂。只要我们放松下来顺着经典的引导去学习，就会感叹原来微针真的很简单，而且真的很好用。

三个要调整的方向

第一个要调整的方向：学习目的。

学习的目的不是学习新知识，而是明道。不是学习一套针灸推演的公式，而是顺着经典的指引，让糊涂的我们看清疾病的真相，让内心明明白白。

如果愿意调整方向，那么静心就是第一重要的功课。

学习新的知识需要向外求，时下网络中充斥着各种新知识，或以名利为诱惑，或以虚假的疗效为诱惑，或以老师的光环为诱惑。哪种诱惑会使我们的心被牵动，我们就会朝向那个诱惑。

相反，明道是要先摆脱各种诱惑，静下来回到心的本源状态，静下来让心回归自然柔软，这样才能看清疾病的真相。

第二个要调整的方向：关注点。

紧张时所关注的是病人看得见的实体，静下来所关注的自然便是病人看不见的气血。放松下来，真实且精细地明察人体气血的通道，知道气血异常波动所带来的人体反应，真实明白地看清人体。

静心临证时，没有猜测也没有推理，只关注病人的气血，真实地感受病人的气血状态。

第三个要调整的方向：思维。

不运转思维的时候人相对容易放松，一旦用脑子思考便开始紧张，无论是推理还是联想，都需要用力，这些都不是最放松自然的思维方式。

思维有思维该走的道路，沿着最正确的道路运转思维是不会让人紧张的，这种思维的方式便是用正邪相争的语言如实地描述内心的体会。

这种思维方式完全符合思维的理路，始终围绕着内心的体会，没有联想与推理，且能够最真实地描绘出病人气血的状态。

医生给病人看病时，有三个要素：一医生的状态，恬淡虚无；二医生要去找寻的病人的问题，气血偏倾；三医生与病人问题之间互动的思维方式，邪客在门。

在读经典的过程中要观察自己在这三个方面的变化，是否更放松了，是否能够更容易查明病人气血的状态，是否越来越习惯于用邪气与正气如何相战的思维来描述病人的不适。

这个变化的过程是潜移默化的，这就是如切如磋、如琢如磨的学习经典的正确过程。

《经脉》与《终始》是通往《灵枢》大门的两个台阶

在转化思维的起初，需要反复阅读最重要的一篇即《经脉》。这一篇讲述了人体气血走行的经脉隧道，讲述了如何通过外在表现来了解内在的气的状态，是通过有症状的病象来观测气血状态。

接下来要学习的《灵枢·终始》则是更上一个台阶，是直接描述气血状态，是对气血直接真实的观测。

因此《经脉》是《终始》的基础，故曰："必先通十二经脉之所生病，而后可得传于终始。"

能够读通《终始》的前提是，读者已经转化了思维，不再把关注点放在实体上了。有了这个前提，就可以直接进入正题，直接谈气血。这一篇围绕着气血谈得无比精细，故曰："凡刺之道，毕于《终始》。"经中亦说："不知《终始》，针道咸绝。"如果合不上《终始》的内容，不能真实地体会到这一篇的美妙，那么针道就传承不下去了，《灵枢》的其他篇章就很难如实读通。

如果说《九针十二原》是《灵枢》的大门，那么《经脉》与《终始》就是通往大门的两个台阶，走上这两个台阶，敲开《灵枢》的大门，便可见到壮丽的宫殿。

三、人迎气口脉法之导论

人迎一盛，病在足少阳；一盛而躁，病在手少阳。人迎二盛，病在足太阳；二盛而躁，病在手太阳。人迎三盛，病在足阳明；三盛而躁，病在手阳明。人迎四盛，且大且数，名曰溢阳，溢阳为外格。

脉口一盛，病在足厥阴；一盛而躁，在手心主。脉口二盛，病在足少阴；二盛而躁，在手少阴。脉口三盛，病在足太阴；三盛而躁，在手太阴。脉口四盛，且大且数者，名曰溢阴。溢阴为内关，内关不通，死不治。人迎与太阴脉口俱盛四倍以上，命曰关格。关格者，与之短期。

（《灵枢·终始》）

人迎气口脉法是最简单、最直接地诊断经脉病的方法。

精准地在临床中应用这个脉法，是我教学中最重要的课程。

如果你认为学习一套新的名之为人迎气口的脉法很容易，只需要将操作数据化、标准化，人人皆可操作，只要反复练习并由老师纠错，对于常见病依照标准去诊疗亦会取得一定的疗效。那么我可要对你进行不留情面的棒喝了。

因为如果用一套死的标准去应对活的人体，这种思维本身就不符合经典的思维。所以虽然会有一定疗效，但是难以灵活变通以应对人体的各种复杂变化。

所以我们不是要学一套人迎气口脉法，而是要明人体气血在脉中表现的真相，这样才能自然而然明白人迎气口脉法的操作。

"病在某条经"是指正气沿着该条经脉抗击邪气

首先，我们要明确的一点是，经典所言的病的概念并非损坏之意，即病在某一条经脉，并非是指某一条经脉坏掉了，而是正气与邪气在哪一条经脉相战了起来。

经脉是正气与邪气的通道，"病在某条经"就是指当下病人的正气正沿着该条经脉在抗击邪气。

很多人总是用脑中的病的概念来理解经典对病的认识，这就很难正确理解经典。

解惑所谓"多经同病"

总有学生问我："人迎一盛，病在足少阳"，那么少阳与其他经同病怎么诊断？从脉象只能诊断出一种病，其他病怎么诊断？问出这些问题都是不明经典所言之病。

经典所言之病非现代医学认识的"病"，而是在描述气血的偏倾状态。人体是一个整体，一个人当下的气血只会偏向于一方，故当下只能有一个表达气血偏倾方向的病。

如果人体有多个地方损坏，而且不在一条经脉上，那么当下病人的气血一定在损坏最重的地方抗击邪气，当下的病就是这个主战场所在的经脉。

这一条经修复后，其他的损伤或随之自愈，或转为新的主战场。这样，原先次要的不适或隐藏的不适会成为主要矛盾。但这个新的不适一定比原先的不适程度明显减轻，病情随之发生向好转归的变化，这样一步一步身体恢复。

体会三阳经遇邪后的反应

人体气血在人体的分布是：身体前侧为阳明，后背为太阳，侧面两胁为少阳。

我们体会一下这三个部分受到邪气入侵时的反应，用心体会会有大不同：前顶攻击（阳明太过），后扛抵御（太阳拉锯），侧缩躲闪（少阳不及）。

下面实操一下，体会以下几个场景：

当有人用手使劲地按在我们前胸时，人体的自然反应是用力顶出，想把这个外力推开。不管是否真的发起顶出去这个行为，我们一直会有想要顶出去的想法，可见，前面阳明经的气血在遇到邪气时的反应是奋力顶出。

当有人用手使劲地按在我们的后背时，人体的自然反应就不是顶出去，而是扛住。我们会绷紧自己的后背来扛着这个外力，我们是想像扛麻袋一样一直扛着，可见，后背太阳经的气血在遇到邪气时的反应是与邪气硬扛。

可以说阳明经的反应是以攻为守，太阳经的反应则是以守为攻。

当有人用手使劲地按在我们胁肋时，对于软肋区，人体是不敢抵抗的，会直接缩起来，想要躲开外力，因此两侧少阳经受邪时，气血会紧缩于内里。

下面进一步体会：

当我们兴奋地主动要去消灭敌人的时候，或者以兴奋的状态去做事的时候，自然会挺起身体，让气血涌向身体的前侧，以获得爆发力，这就是阳明经动起来的特点。

当我们被动要防御敌人的攻击，或者以抵抗的状态去做事的时候，自然会含胸拔背，让气血涌向身体的后面，以获得持久力，这就是太阳经动起来的特点。

当我们既不敢主动攻击敌人，又害怕自己没有能力防御敌人，诚惶诚恐地想象敌人，我们会拉住前边想要亢奋的肌肉，也拉住后边想要抵抗的肌肉，让身体处于蜷缩，此时两侧肌肉最紧张，气血涌向两侧，以洞察各种危险，这就是少阳经动起来的特点。

一定要明确我们是在明人体气血之理，因此读者要切实体会人体气血的反应，是否能产生第一步的共鸣是继续探讨的关键。

安抚躁动的头脑，不要急着去找别人不知道的密法，去静下来体会人体气血的特点。

当人体受到攻击时，只会有三种状态：

要么面对攻击选择主动攻击对手；

要么用力去抵御对手的攻击；

要么抱头蜷缩守护自己准备时时躲闪。

所以人体在受到邪气入侵时，也只会是这三种状态。

十二经脉便是这三种状态进一步按表里与上下划分，故十二经为诸病之纲领。

阳明为抗邪太过，少阳为抗邪不及，太阳为邪正拉锯。

只要人体以某一种状态抗击邪气，人体必然会产生气血的偏倾，也必然会引起相应经脉的"是动病"与"所生病"。

同样，只要某一条经脉得病，我们也可以判断：人体的气血一定以某一种与该经脉相应的状态在抗击邪气。

深入分析三阳经受邪后的反应

人体气血在受到邪气后的反应与三个因素有关：一是邪气的性质，二是病人素体的状况，三是邪气所侵袭的位置。

邪气性质的不同，容易引起人体不同的反应。

如寒性的外邪容易引起人体拘紧，偏向于诱使人体处于太阳病；

热性的外邪容易引起人体亢奋，偏向于诱使人体处于阳明病；

具有较强穿透力的风邪，则容易引起人体蜷缩，偏向于诱使人体处于少阳病。

外邪如此，内在情绪邪气亦是如此：

愤怒的情绪容易引导人体处于阳明病；

紧张的情绪容易引导人体处于太阳病；

焦虑的情绪容易引导人体处于少阳病。

病人素体有差异，对邪气的反应也不相同。

有的人平素气血就是亢奋的状态，习惯于主动向前冲，在遇到大部分邪气的时候都以亢奋的反应去对抗，即使感受轻微的寒邪亦以亢奋去对抗，所以容易得阳明病。

有的人平素气血为凝滞的状态，习惯于被动行动，在遇到大部分邪气时的反应也容易比较被动选择扛着，即使感受轻微的热邪表现亦是扛着而不发泄，所以容易得太阳病。

有的人平素气血处于焦虑的状态，还没有遇到问题就开始焦虑起来，大部分邪气一靠近气血就开始蜷缩焦虑，所以容易得少阳病。

邪气从前面、后面以及两侧入侵人体，人体的反应也不相同。

当邪气是"整体"围绕人体时，人体的反应主要由邪气的性质与素体差异所决定。

有时候邪气只入侵人体的"局部"，比如局部的外伤，或者局部受寒受湿，人体的反应也不同。《邪气脏腑病形》言："中于面则下阳明，中于项则下太阳，中于颊则下少阳。"

当邪气入侵的是人体的前侧，人体气血容易处于阳明病；

当邪气入侵人体后背，人体容易处于太阳病；

当邪气入侵人体的两胁，人体容易处于少阳病。

从三阳经到三阴经：手足六经（十二经脉）的本质

阳经与阴经为表里，一一对应，在表为阳，在里为阴。

阳明与太阴为表里，太阳与少阴为表里，少阳与厥阴为表里。

阳经气血雄壮，抗邪有力，为阴经之守护；阴经气血柔和，主滋养濡润，为阳经提供营养，故阴经被邪气入侵时其抗邪力比较柔弱。

大部分情况下外邪入侵，首先奋起反抗的是阳经。

当阳经无力抗邪外出，人体气血节节败退，则传入与之相表里的阴经。

阴经与相表里的阳经在遇到邪气时的反应是一致的：太阴经为亢奋，少阴经为被动抵抗，厥阴经为蜷缩守护。

只是阴经气血柔弱，故抗击的势头与阳经大不相同。阴经的抗击是柔弱的，是以软弱的势头去抗击邪气。

针灸致知之路

"致知在格物"，中国学问的致知不是四处获取新知识，而是去格物。所谓格物，即是将要研究的事物单独放在面前，清空头脑中关于该事物的一切信息，去除杂念来观察，就能观察到该事物的内在属性与变化规律。

通过格物所得到的不是新的知识，而是内心最真实的体会，这个过程是中国文化下的致知。

所以中国文化的致知，不是通过获取新的知识来丰富大脑，而是体会到更加真实的事物内在本质，以使心灵更加丰富。

在这种致知中，让大脑安静下来是最关键的环节。"知止而后有定，定而后能静，静而后能安，安而后能虑，虑而后能得。物有本末，事有终始。知所先后，则近道矣。"（《大学》）知道先后顺序，才能近道。

针灸致知之路亦是如此。我们要安静下来，将每一条经脉都以格物的方式真实地去体验其内部气血特点，如此真实的体验才是真的学。

知行合一，以同样的致知去临床，安静地聆听病人的痛苦，去感受病人痛苦内部气的状态。

真实地看见"阴阳六经"

临证时，医生要尽可能引导病人把注意力放在最痛苦的一个症状上，让病人描述这个痛苦，而医生需要的是感受病人描述痛苦时的情绪、语气、动作，等等。

医生只要是放松的，就会感受到病人在描述痛苦时带有的情绪，这情绪在病人的眼神中，在病人说话的语气中，在病人的肢体动作中，在病人的表情中，可以说无处不在。这情绪就是在表达病人的气究竟想要怎样抗击邪气。

当病人状态是气血在阳明经亢奋地抗邪，病人在描述痛苦时便有欲除之而后快的感觉，会比较急躁地去除痛苦。与此同时，眼神会向外，说话语气也会较急，肢体动作也会较向外张扬。

当病人状态是气血在太阳经被动地抵抗，病人在描述痛苦时也会比较沉稳，往往不急着快速去除痛苦，与此同时眼神会有无奈感，说话语气也会比较拖延，肢体动作也会比较紧。

当病人状态是气血在少阳经蜷缩焦虑抗邪，病人在描述痛苦时会比较紧张，对去除痛苦表现出惶恐。与此同时，眼神也会有惊慌感，说话语气中会充满焦虑，肢体动作也会比较慌张。

当病人气血在阳经抗邪，因为阳经气血抗邪有力，所以正邪相争明显。大多数病人会清晰明确表达出具体的不适感受，明确表达出想要怎样更舒服。

当病人气血在阴经抗邪，因为阴经气血比较柔弱，所以正邪相争不明显。大多数病人的描述会是比较难受又难以找到具体难受的点，会有许多难受之处。病人阴经则人体失于濡养，故病人只想要静静休养，只想要舒服点便很满足，无去病的奢求。

通过病人描述不适时的情绪体会病人气血状态，说起来好像比较繁琐，但只要心能静下来，同理心自然会非常敏锐。我们很容易感受到病人的情绪，就如同齐宣王看到要宰杀的牛时能捕捉到牛的悲哀之气一样，我们很自然就会真实感受到病人的气血状况。

所以医生临证时非常关键的一个环节就是稳定自己的情绪，停止大脑的胡思乱想，让自己处于放松状态，保证心处于敏锐的灵动状态，便能轻松地通过病人的各种表现来知道其正邪相争的状况。

"昭昭之明不可蔽"，只要病人气血有病态的偏倾，这种偏倾就一定会清晰地彰显，不可能被隐藏。只要我们保持灵动的心，就会"如清水明镜之不相失"。

在放松的状态下，医生判断病人当下是哪一条经脉在抗击邪气，一方面可以通过病人描述的症状表现来判断，另一方面通过描述症状时的情绪来判断。

这种判断是真实地看见，不是推理与猜测。

四、人迎气口脉法之诊脉原理

脉诊的"粗守形"

"粗守形，上守神"，贯穿于中医诊断与治疗的始终，脉诊亦是如此。

医生在摸脉之前，首先要做到放松，如果没有放松便去摸脉，那便是在测量脉象。

很多医生把全部精力集中于指尖的末梢，用极灵敏的指稍敏锐地捕捉脉搏搏动的异常信息，通过脉诊诊断出类似于西医的病症，他们所守的就是脉形。

也有很多医生在脑中有许多脉形的定义，如弦、滑、洪等，这些定义大多源自《脉经》。同样的定义在每个医生在脑中形象是不同的，所以在没有统一的标准下很多中医各自执一套标准，用各自脑中的那个标准去衡量脉搏，他们所守的也是脉形。

无论是用中医术语还是西医术语，只要是在测量脉的形体，就都是守形。

请读者暂时先清空脑中的各种脉诊概念。只要有这些概念，在摸脉时就很难放松。

其实脉诊一点都不复杂，最难的就是放松。

很多人对摸脉望而却步，是被各种混乱的概念搞迷糊了，这些难以客观化的概念使得简单的脉诊变得复杂。甚至在很多人眼里脉诊已经被赋予了神话，以至于很多人没有去摸脉就已经为自己准备了充足的理由放弃了。

首先要放下这些已有的概念，不要让这些概念锁住心灵。

脉诊的"上守神"

用灵动的心去感受脉搏的搏动，不是测量脉象，而是体验脉中气血的状况，这才是守"人之血气有余不足"的守神。

走到河边，看到潮水自然就知道潮水的涨落，知道潮水是汹涌还是平静，不需要使劲瞪着眼去看，只需要放松欣赏潮水自然就知道。

摸脉如同欣赏潮水一样，经脉中的气血在天地间就是江河。

欣赏河水时人是放松的，可是摸脉时人却总是习惯紧张，总是想要在脉象中找问题，不去欣赏脉搏。

神客在门

在双手寸关尺与浮中沉两个方向，找到最粗大的脉搏位置。

下面，先找到寸口脉，欣赏一下肺经这条河流。

大部分人的脉搏都是从尺脉到关脉越来越粗大，过了关脉之后开始缩小。

我们先在寸关尺处循着脉搏切循，在关脉周围找到最粗大的位置，静静地体会这个位置脉搏中波涛的状态。

下压脉管，脉管会因为下压而增粗。

继续增加力量下压后，脉管会因为血流被阻挡而变小。

继续用力下压血流会被手指阻断，便感受不到指下的搏动了。

在下压的过程中，随着指压力逐渐增强，指下脉管的大小会产生变化：先逐渐变大再逐渐变小。

反复举按找到指下脉搏最粗大的感觉时，静静体会这个位置脉搏中的波涛状态。

在寸关尺与浮中沉两个方向，找到最粗大的脉搏位置，这个最粗大的位置，就是正气与邪气相争的主战场。

静静体会这个战场正邪相战的情况，"神乎，神客在门""神客者，正邪共会也"。找到正邪相聚的地方，便可以轻松了解人体气血的状况。

诊脉最重要的步骤

找到正邪共会之处，接下来就是最重要的步骤：放松。

这里的放松不止是头脑的放松，而是医者的一切都处于放松状态。

不要小看这个步骤，更不能无视这个步骤，这是真正能够提升脉诊的关键。

首先要放松的是眉头与眼神。

我们习惯性地会皱眉来分析脉象，这一分析就陷入主观的世界；也很容易皱着眉去精细地测量脉管搏起的形状，这又陷入粗守形的境界。

改掉这些能够阻碍体会脉中气血的习惯，不要急着在脉中找答案，只是放松下来去"倾听"。

头脑要放松，全身肌肉要放松，呼吸要放松，全部放松的同时手指始终安静地定于那个正邪相争的位置，精神也安静地停留在这个位置。

这时候来描述一下指下的感受，不要用概念来描述，而是用自己最简单直接的语言来描述。

这时会感觉到脉搏实际就是一股力量以一定强度冲击手指，伴随这股力量的冲击会产生一个形状感。

这股力量是由心脏的搏动产生的，这形状感是由脉管壁产生的。

我们手所停留的位置，就是"脉搏力量"与"脉管形状"都最清晰的位置。

就在这个位置，在这个正邪所共会的位置，"手指的下方"就是"脉搏的力量"，"手指的表面"就能体会到"脉管的形状"，这两种力量在这里相持。

随着人体的状态不同，这两种力量在发生变化，也就产生各种脉象。

同时，我们也可以通过感受这两种力量的变化了解人体当下的状态。

两种力量："脉管形状"候邪气，"脉搏力量"候正气

将一块大石头扔到河里，首先是河道被大石头所阻滞，河道变窄；继而，河流因石头的阻滞而发生变化。

经脉亦是如此，外邪入侵人体，首先引起脉管的形体变化，继而产生脉管内气血流动的变化。

如寒邪入侵，在寒邪的影响下，先使脉管拘紧，继而内里气血或奋起对抗拘紧，或气血无力抗邪而凝滞；

如热邪入侵，在热邪的影响下，先使脉管松软，继而内里气血或奋勇外出，或气血无力随之而松软。

灵枢理法

通过脉管的各种变化，可以知道是什么邪气入侵，因此"脉管的形状"候邪气；

通过脉搏力量的变化，可以知道人体对邪气的反应，此为人体气血或被动或主动对抗邪气的反应，因此"脉搏的力量"候人体正气状况。

"上守神"的摸脉就是摸正邪这两股力量，知道人体正邪处于怎样的相战状况，通过这两股力量的变化判断该如何补泻。

接下来脉诊的一切学习都围绕这两股力量，一个是反映邪气的"脉管形状"，一个是反映正气的"脉搏力量"。

在没有邪气入侵时相对平和的人体，脉搏的搏起力量从容和缓，如微风吹拂的水面波纹一般。同时脉管的形状也是柔软润滑，如小草新发的嫩芽一般。此为中正平和之人方能显现的脉象，能在各种环境中恒守此中正平和为真正善摄生者。

因为人体气血不中正平和，便有了各种偏离中道的病态，也就有了十二经是动与所生病。

摸脉，是通过了解脉搏正气如何抗击邪气，可知人体气血之偏倾，也就知道了究竟为何经病。

这一切的前提是，我们能够安静地守在正邪所共会之处，在放松的状态下，去体会指下"脉搏的力量"与"脉管的形状"之间的关系。

正邪博弈产生的三种脉象

在一个脉搏的搏动过程中，"脉管的形状"变化是被动的，是随着"脉搏的力量"而变化，我们摸脉就要在正邪共会之处去体会这个变化。

在脉没有搏起之时，脉管的形状感最清晰，我们可以摸到一个形状的脉管壁，这个管壁或松软或紧绷，或细或宽，或光滑或枯燥，反映了邪气的不同性质，气血的多少，邪气对人体的破坏程度。

一股力量从脉管的内部拱出，在这股力量的冲击下脉管的形状感随着脉搏的搏起而变化，细心体会，会有三个纲领。

第一，随着脉搏的搏起，脉管的形状越来越不清晰，最后脉搏的搏起彻底冲破了脉管形状的束缚，原先脉的形状消失，转为脉搏搏起的血流形状，像一个半球形一样鼓起，亦像沸腾的水的表面一样鼓起，这是血流鼓起来的形状。

这说明气血是亢奋的，抗击邪气是过激的，为阳明病。这个鼓起的感觉，古人形容为洪脉，或大脉，"伤寒三日，阳明脉，大"。如果抗邪柔弱，则为太阴病。

第二，随着脉搏的搏起，脉管的形状也越来越不清晰，到了脉搏搏起的最后，依然有一层脉管的形状在束缚着脉搏。这一层束缚的脉管无论是松软的还是紧绷的，始终盖在脉搏的表层。

这说明正气在与邪气僵持，想要抗邪但无力抗邪外出，为太阳病。这个脉管始终束缚着脉搏的感觉，就像脉的表层蒙了一层东西，古人形容为浮脉，"太阳之为病，脉浮，头项强痛而恶寒"。如果抗邪柔弱，则为少阴病。

第三，随着脉搏的搏起，脉管的形状几乎没有变化，始终非常清晰，脉管只是在上下搏动，内里的气血被脉管牢牢地锁住。

这说明正气并没有去正面攻击邪气，被郁滞于内里，处于畏缩的状态，为少阳病。这个牢牢的脉管形状，像一个绷紧的枷锁，古人形容为弦脉，"伤寒，脉弦细，头痛发热者，属少阳"。如果抗邪柔弱，则为厥阴病。

我们仔细体会脉搏搏起这个过程中的变化：

少阳病，脉搏刚一搏起时速度较快、力量较强，之后速度与力量都减少；

太阳病，脉搏在搏击到邪气时速度最快、力量最大；

阳明病，在脉搏冲破邪气的束缚瞬间速度增快，力量增大。

换个角度来说：

少阳病的脉搏一搏起时有一种顿挫感；

太阳病在搏击到邪气时有一种撞击感；

阳明病在脉搏回落之前有一个奋力上扬的感觉。

仔细体会这个过程中脉管形状的变化：

少阳病就如同一根树枝在上下起伏，在脉搏的上下搏动过程中，脉管几乎没有变化。

灵枢理法

太阳病在脉搏搏起时脉管会膨胀，我们会感觉到指下脉管在搏起时变粗。因为正气不能冲破束缚，故脉管只是增粗一下又缩回。如果我们不是在正邪共会处摸脉，而是轻触脉管，会明显感觉到这个脉搏的缩回感。古人形容这种感觉如转索，后人定义为风寒外束的紧脉。

阳明病在脉搏搏起时不仅会膨胀，而且这个膨胀在最后会冲破脉管的束缚，指下感觉脉管由长条形的管道感变成圆形的球面。

正邪之间的博弈只会产生这三种脉象，其他诸脉皆是以此为纲领。

如何静心体会正在相战的正与邪

如果脉管比较粗大，人体气血比较充盛，正邪相争比较剧烈，体会脉搏则比较容易。

如果气血比较少，或者三阴病正邪相争不剧烈，就需要静心去体会。

正邪相争越剧烈，摸脉越容易。

很多病人长久失治、误治，长久的正邪相战消耗气血，使得脉管中气血衰少，脉管细软，此时脉搏搏起时就需要细细体会：正气有没有冲破脉管的束缚？

脉中气血较少时，即使冲破脉管的束缚，也不会有很洪大的球形感，而是感觉脉管的束缚消失后微微的膨胀感。

刚开始学习体会脉象时，在手指摸到脉动的时候难免意识会开始紧张。

在紧张的状况下，触觉获得的感觉就会在脑中呈现各种数据，会不自觉地去关注脉管有没有某种特异的指征，把脉搏的感觉与头脑中的概念相联系。

这时候千万要放松，继续紧张就会将指下的感觉定义为一种概念。很多人通过摸脉所得到的是数据诊断，如脉弦、脉滑等。再通过这些概念去推理病机，此则失去了脉诊的本意。

通过病人描述症状所知道的气血状况是间接体会，而脉诊是医生最直接真实地去体会病人内里气血。

只要放松下来，摸到的感觉在脑中所呈现的就是正在相战的两股力量。会清晰地感受到邪气的性质，邪气的多少，邪气对人体的损坏情况，正气的多少，正气在怎样与邪气抗争，等等。

随着进一步放松，会越来越不关注脉搏的数据，感受到的就是正气与邪气，会清晰地感受到指下的气血被邪气压住了，或者气血冲破了邪气的束缚，或者气血在内里郁着没有去抗击邪气。

所以"上守神"的脉诊关键是形成神客在门的思维方式。

一定要记住，摸脉的关键是放松下来专注于指下，既放松又专注，不昏沉散漫，不紧张焦虑。这样体会细腻精深，灵动的心就会感受到人体气血的偏倾状况，体会到人体的正邪相争状况。

细说脉象的阴阳

我们听声音能很容易区分男女，无论男人说话多么小声，都是有力的；无论女生多么用力喊话，也都是柔弱的。这是气血的状态所决定的。

脉象亦是此理，我们通过正邪相争的激烈情况，判断是阴经病还是阳经病。

阳经气血雄壮，无论正气是否充足，只要是阳经的气血在与邪气相抗争，其搏起的强度一定是比较有力，能明显感受到一股力量在指下搏起，比较刚强。

阴经气血柔弱，以滋润为主，所以阴经的气血抗邪时不是在与邪气正面抗击，而是在柔化，其搏起的强度是柔弱的，无论多么实的脉象搏起时都是柔弱绵软的。

如何区分病在手足经脉的脉象

大家没事可以动动手指与脚趾，感受一下，手指是灵活的，但是力量不强；脚趾是笨重的，但是力量强大。

用手扫除眼前的障碍，这个动作是快速短促的，是只有上半身的运动；如果脚也使上劲，这就是全身的运动，这个动作就是缓慢且有力的。

用身体撞击沙袋，或者扭动腰身用拳头打击沙袋，力量是沉稳厚重且巨大的；如果只是屈伸上臂击打沙袋，力量就是轻快灵敏的。

如果感觉脉搏像是在扭动全身击打邪气就是足经，像是仅仅屈伸上臂在击打邪气就是手经。即判断病在手经还是足经，是通过脉搏发起的位置与搏起的速度判断的。

手指静静地放在正邪共会之处，会感觉一股力量在指下向上搏起，这就是我们一直谈论的正气，去体会这个正气的发起点。

如果发起点在脉管的内部，甚至靠近脉管的底层，说明力量的源头是足经，病在足经；

如果发起点位于脉管的表层，非常接近脉管的顶部，说明力量的源头是手经，病在手经。

在足经，因为脉搏是从脉管的底层搏起，搏起会带动较多的血液向上涌起，因此搏起的速度就会比较缓慢，脉搏搏起比较安静。

在手经，因为搏起的起点非常靠近脉管的表层，搏起时不会带动大量的血液，因此搏起的速度会比较快且短促，脉搏搏起比较躁动。

即脉搏搏起位置较深，搏动较安静为病在足经；脉搏搏起位置较表浅，搏动较躁动为病在手经。

小结

以上介绍的便是最简单真实地候人体气血有余不足的守神脉诊。

只要放松下来守脉中的气血，摸脉大体皆如此，只是表述形式各有差异。

为了与接下来要谈论的人迎气口脉区分，我们将以上所讲的脉诊暂定义为"独取寸口脉诊"。

以上所讲的脉诊其实与人迎气口脉本质上没有区别，都是在守神，甚至就是人迎气口脉法。只是为了讨论的需要，我们暂时区分。

五、人迎气口脉法之人迎气口对比诊法

关前一分，人命之主。左为人迎，右为气口。

（《脉经》）

圣人无所隐藏地将人迎气口脉法记录在了《终始》之中。

而且《灵枢》中用很多文字告诉读者：这个脉法是整本经典的重中之重。

遗憾的是，这个极简单而又极珍贵的脉法，一直得不到应有的重视，很重要的原因是大家总是把人迎脉认定为颈部的喉旁动脉。在此我不再论证人迎应为关前一分的原因了，大家感兴趣可以去看我之前的著作。

关前一分，左为人迎，右为气口，这种诊法既简单又实用，能真实地反映出人体的气血纲领，在我心里是极为珍贵的。

同气相求，我相信只要医生静下来，让自己柔和之气得以滋养，读经典自会重视起这个脉法，也自会轻松地在临床中运用这个脉法。

反之，如果医生之气浮躁不安，总是想着杀伐，读经典不是想融入经典，而是想获取别人不知道的可以让自己扬眉吐气的技法，就一定会错失这个脉法，对此脉法视而不见，更何谈能够应用这个脉法呢？

人迎气口脉法的操作

找到关前一分的位置，这是最关键的一步。

先以高骨定"关"，找到"关"，再定"关前一分"。

首先要明白什么是关。比如在马路上设一个路障，挡住来人的去路，这个路障就是关。古人的关多依地势而设，在地势最凶险之处设立关卡，便有一夫当关万夫莫开的战略意义。

肺经气血走行经过靠近手腕的寸口附近，便有一道关卡。我们摸一下肺经动脉走行底下的组织结构，从尺部往寸部循切。当切到桡骨茎突时，"桡骨茎突的最高处"像一个横着的山岗。这个最高处的山岗，就像一个天然关卡，横着挡在纵向流动的肺经气血的底部。此处便是关脉的边界，再往手指方向就是寸脉，往手肘方向便是关脉与尺脉。这个位置便是阴阳的分界线，故为关。

"关前一分"，即"关"再往前一点点，微小的一点点，这个位置就是关前一分。

关前一分的底下组织，是陡然下降的关节骨面，如同过了山岗的悬

灵枢理法

崖一般。

一定"阴阳"：比较左右手"关前一分"的大小

找到左右手关前一分的位置，对比这两个位置脉搏的大小。

左手关前一分为人迎，右手关前一分为气口。

病人如果左手脉大就是阳病，如果右手脉大就是阴病。

这里仍需要注意的是，手指在关前一分处下压，一定要先找到脉搏最膨胀的位置，即脉搏点的正邪共会位置，在这个位置体会左右手脉搏的大小才是准确的。

这里的左右手是病人的左右手，不是医生的左右手。

二定"六经"（三阴三阳）：比较单手"关前一分"与"关"的大小

接下来体会人迎气口处的气血多少。

经言三盛为阳明、太阴；二盛为太阳、少阴；一盛为少阳、厥阴。

盛，为容量多少的单位。关前一分这个位置就像是水文观测点，通过这个位置来检测水文情势。

三盛就代表水文测量满溢；二盛就代表水量刚好；一盛就代表水量较少。

正常人寸关尺的大小应该接近齐等，关前一分的大小也应与关脉齐等。

如果关前一分过盛，明显大于关脉，为满溢的三盛；

关前一分刚好，与关脉大小差不多，为刚好的二盛；

关前一分明显小于关脉，为较少的一盛。

三定"手足"："躁"则为手经，不躁为足经

最后体会脉搏是否躁动。

脉躁为手经病，脉不躁为足经病。

躁，《说文解字》曰："疾也。"为急促之意。

脉搏在搏指时发出的是短而促的搏动，就为躁，为手经病；

反之，脉搏搏指比较舒缓，搏动幅度较大则为不躁，为足经病。

人迎气口脉的具体操作流程

先通过切循找到左右手"关前一分"的位置，在"关前一分"处举按，找到脉搏最膨胀的位置。

其次，"察色按脉，先别阴阳"，对比左右手"关前一分"的大小，左手脉大即为阳病，右手脉大即为阴病。

再次，对比"关前一分"与关脉的大小，以测量关前一分的盛数。

关前一分明显大于关脉为三盛，阳明或太阴病；

关前一分与关脉差不多大小为二盛，太阳或少阴病；

关前一分明显小于关脉为一盛，少阳或厥阴病。

最后，通过脉是否躁，判定病在手经或足经：脉躁为手经病，不躁为足经病。

人迎气口脉的原理

只要形成了"守人之血气有余不足"的上守神思维与正邪相争的邪正共会思维，就很容易理解人迎气口脉。

摸脉是感受人体气血抗击邪气的状况，奔涌的气血从尺脉流向寸脉，在遇到关脉这个关卡后，会以不同的状态来冲击关卡。在"关前一分"处摸脉，就会有不同状态冲击关卡的不同手感。

气血以什么样的状态去抗击邪气，就会以同样的状态去冲击关卡。

阳明、太阴为奋力抗邪象，气血在冲击关卡时会极用力地冲破关卡，气血从尺脉向寸口冲破关卡而出，故"关前一分"处会成明显壮大的三盛象。

太阳、少阴为被动抗住邪气的抗邪象，气血在冲击关卡时亦会是正好扛住关卡，没有冲破关卡，故"关前一分"处于与关脉差不多的二盛象。

少阳厥阴为蜷缩抗邪象，气血蜷缩于内里，不去冲击关卡，故"关前一分"成衰少的一盛象。

如以攻城、守城为例，邪气为攻城方，正气为守城方，城墙就是关脉末端那个鼓起的高骨。

阳明、太阴病为面对敌军正气主动出击，正气打开城门冲出城去与邪气相战，气血从关内涌到关前，故"关前一分"高高鼓起，呈明显强盛的三盛象。

灵枢理法

太阳、少阴病为正气被动防御，邪气奋力攻城，正气奋力守城，正邪在城墙处大战，"关前一分"处气血与关脉内的气血齐等，呈势均力敌的二盛象。

少阳、厥阴病为正气没有勇气抗邪，邪气并没有发起猛烈攻城，只是将城围住，正气也不敢冲出围困，在内里焦虑猜疑起来，正气在内里自相残杀，正气全部收缩于关内，故"关前一分"处没有大战，呈明显衰少的一盛象。

还有代表邪气彻底胜利的四盛象，即"关前一分"过分地鼓起，"关前一分"大于关脉多倍，这说明关内仅剩的一点正气放弃守卫家园，全部出动去抗击邪气，做临死前的挣扎，只要这点正气消耗干净，就代表战争结束，人体彻底失败，此即回光返照，经曰"关格"。

"人迎气口脉"与"独取寸口脉"的异曲同工

人体的气血，在脉搏搏动时，不仅会表现出从脉管内部向外部涌起，也会表现出从尺部向寸部涌起。

通俗地说脉搏不仅从下向上搏动，也从后向前搏动。

这两个方向为同一个力，这个力一发动便会同时有向前与向上两个方向。

故"人迎气口脉"与"独取寸口脉"是从两个方向来体会这同一个力：人迎气口是从前后方向，独取寸口是从上下方向。

故所摸到的一定是相同的，即人迎气口脉与独取寸口脉的诊断结果一定一致，不会有差错的可能。

因为一致性，两个脉法就可以互相验证，这样摸脉的准确性就会大大提高。

我个人的操作习惯是：先用"独取寸口脉法"判断出人体气血的相战情况，再用"人迎气口脉法"相验证，尽可能做到每诊皆豁然。

读者朋友可以自己仔细体会一下，"独取寸口脉法"与"人迎气口脉法"是不是一回事。"知其要者，一言而终，不知其要，流散无穷。"（《素问·六元正纪大论》）

六、人迎气口脉的意义

《灵枢》用很肯定的文字说明，"人迎一盛，病在足少阳"，即是说只要病人的脉象显示人迎一盛，那么就知道他的病在足少阳。

千万不要小视这句话的意义，这段话给了我们一个很明确的诊断方法，只要人迎一盛，这时候病人的正气与邪气一定在少阳经这个部位相战。进一步在这条经上细心观察，我们就会找到战争的痕迹。

在这条经上找到相应的穴位，用微针引导正气祛除邪气，疾病便会向好的方向转归。

同时因为人体的正气在少阳经与邪气相战，说明主力部队都在这条经，整体的气血都偏向这条经，因此这条经是当下人体最实的一条经。

治疗大法：补彼泻我

> 人迎一盛，泻足少阳而补足厥阴，二泻一补，日一取之，必切而验之，躁取之上，气和乃止。人迎二盛，泻足太阳而补足少阴，二泻一补，二日一取之，必切而验之，躁取之上，气和乃止。人迎三盛，泻足阳明而补足太阴，二泻一补，日二取之，必切而验之，躁取之上，气和乃止。

> 脉口一盛，泻足厥阴而补足少阳，二补一泻，日一取之，必切而验之，躁取之上，气和乃止。脉口二盛，泻足少阴而补足太阳，二补一泻，二日一取之，必切而验之，躁取之上，气和乃止。脉口三盛，泻足太阴而补足阳明，二补一泻，日二取之，必切而验之，躁取之上，气和乃止。

（《灵枢·终始》）

针对人迎一盛病在足少阳的诊断，制定的治疗大法：补足厥阴，泻足少阳。

针灸的补泻不同于药物，药物是有外来气味的摄入，且作用于整体，在通常的认识里补法有补充之意，泻法有折损之意。

针灸则不同，针灸的补泻是改变一条经脉的气血状况，泻法是使气血快速流动，以加速祛除邪气，疏通郁滞。补法是使气血安稳下来，以恢复气血修复能力与滋养能力。

故病在足少阳的治疗方法是：

补足厥阴，以恢复足厥阴经的滋养能力，为少阳经抗邪提供粮草；

泻足少阳，加速少阳经气血流动，驱邪外出，并疏通因邪气导致的郁堵。

这样的治疗就会引导偏向于少阳经的气血回归中道，病去，气血平复。

六经病的症状表现

人体不适症状就是内在气血偏倾的外在表现。

人迎一盛时，人体气血在少阳经抗邪，人体会表现出少阳经的是动或所生病。只要人体的气血充足一定如此。

但当人体气血比较衰少时，人体抗邪无力，在少阳经上不表现症状，而表现出厥阴经失去濡养的症状。

少阳与厥阴互为表里，当气血都偏向少阳时，厥阴经气血便是最衰少的，衰少的气血不能够濡养所过之处便会表现出症状。

古人说"不通则痛""不荣则痛"，当人迎一盛时，人体症状表现或为少阳经的不通实证，或为厥阴经的不荣虚证，或同时出现两经的症状。

《经脉第十》对经脉的描述

再看《经脉第十》中对胆足少阳之脉的描述，"盛者人迎大一倍于寸口，虚者人迎反小于寸口也"，就是说通过症状判断是少阳胆经的是动或所生病，通过人迎气口脉象会有两种可能，人迎一盛或气口一盛。

人迎一盛说明少阳经盛，为"盛者人迎大一倍于寸口"；

气口一盛说明厥阴经盛，少阳经虚，为"虚者人迎反小于寸口"。

《终始第九》所说的病在足少阳，与《经脉第十》所说的足少阳经的是动、所生病不完全一致：在实的时候是一致的，虚的时候是相表里的。即病在足少阳，病人所表现出的病症，除了是足少阳经的是动与所

第三章　能知《终始》

生病，还有可能表现为厥阴经的是动与所生病。

其他诸经病亦如此。

治疗的总原则为泻本经脉，补其相表里的经脉

临床中要先询问病人最不舒服的症状，哪里最不舒服说明哪里气血最不平和。

细细询问病人不舒服的感觉，去体会所反映的气血偏倾情况；再摸脉来确定脉中所显示的是否就是这种气血的不平和。

如果脉证相合，则疾病之病根无所隐藏。

下面举一个最常见的现象来说明一下。

我们仔细观察被蚊虫叮咬后的气血反应，蚊虫的叮咬相当于性质为湿毒的外邪入侵。

无论咬到哪条经脉所过的皮肤，皮肤局部的气血都会为了化解湿毒而稍微亢奋一些，我们会感觉到一些痒，局部也会有轻微的红肿。但不需多久湿毒化开，气血恢复平态，痒止，红肿消退。

如果邪气较多，或人体气血不足，正邪相战就会越来越剧烈，会感觉痒得较重，而且局部红肿也会加重，这时候会本能地在痒的局部轻轻抓挠，还会不自觉地沿着经脉行走方向抓挠。这就使局部气血快速流通，以帮助气血化除湿毒。

如果邪气更多，人体气血更不足，这时不仅会有局部正邪相争剧烈的表现，还会有心烦、懒惰等症状，此为内在粮草不足的表现。这时本能地会想要找个地方休息一下，恢复气血以祛邪。

无论什么邪气入侵人体，医生都是要找到正邪相战的主战场：简单的小病直接沿主战场所在的经脉疏通气血祛邪则可；若气血不足可补其相表里的经脉以恢复气血。

所以病在某一经，治疗的总原则为泻本经脉，补其相表里的经脉。

错误的治疗使小病变大病

以上所描述的为未经过错误治疗的人体表现，但是临床中最多见的是错误的治疗使小病变大病。

很多人遇到局部皮肤红肿、痒，心里便抓狂，使劲抓挠。只有以柔和的方法才能使气血流通。这种用力抓挠力量过重，不会起到疏通气血的作用，反倒破坏了皮肤组织。损坏的组织又加重了气血修复的负担。这样邪气越来越多，正气越来越虚，正邪相战会更剧烈，痒的症状更重。越痒越抓，越抓越痒，恶性循环，病越来越重。

还有人通过抑制正气的反应来让自己短时间舒服。很多人一有不适就吃抑制免疫反应的药物或止疼药，虽然快速消除了症状，但邪气并没有祛除，而且因为没有正气的阻拦邪气便会更进一步深入。所以在停药后疾病会很快出现，或表现为原有症状进一步加重，或表现为新的更深入的症状。加重的不适又会激起新一轮的抑制正气的治疗，如此恶性循环，病越来越重。我在这里并非全盘否定抑制免疫的疗法，只是为了说明过分应用的危害。

不仅蚊虫叮咬如此，所有的病都如此。临床经常会看到被过分治疗损伤的软组织，为求一时缓解而加重深入的病症，很多久治不愈的疾病中都有医生或自己误治的身影。

小结

医生治病，是引导人体的气血修复，医生只有以柔和与慈悲的心为体，才能帮助躁动迷失方向的气血恢复正途。若医生充满征战之心或麻木之心，以此心治单纯的形体病还可，若要引导人体气血则不可。

故医为仁术，仁心得仁术。微针便是仁心仁术的必然产物，也只有仁心才能运用微针这个仁术。

七、凡将用针，必先诊脉

《灵枢》第一章开篇便言：

> 凡将用针，必先诊脉，视气之剧易，乃可以治也。
>
> （《灵枢·九针十二原》）

反复读这短短的一句话，感受作者说这句话时的语气：他是很笃定、很严肃、郑重地告诉我们必须如此，这是很重要的。

如果我们的针灸学子在上第一堂针灸课的时候，老师就把方向指明了，那将大大缩短学生探索的时间。可惜的是，太多的针灸学子直到毕业也没有找到这个方向。

这句话很明确地指明了两个方向：第一是诊脉，第二是视气之剧易。

无论什么病，在针灸之前，必须通过诊脉知道病人的气血状况，知道病人当下气血发生怎样的偏移，在哪一经相战。

可以说打开《灵枢》大门的关键就是会守神，判断是否在守神的关键就是针灸之前有没有先诊脉，而判断是否会诊脉的关键就是摸脉时所守的是不是气血。

有人或许会问：如上所说的脉法与《仲景理法》中所说的仲景脉法是否有冲突？

仲景脉法不仅是源于经典的脉法，同时也是经典脉法。不仅仲景脉法如此，所有明道医家的脉法也皆如此，既源于经典，又没有离开经典，都是与经典重合的。所异的仅为表述方式的不同。

本书所言的脉法不是要另辟一条摸脉的途径，而是要用适合我们这个时代的语言来阐述经典的脉法。

中国文化讲究"荃者所以在鱼，得鱼而忘荃；蹄者所以在兔，得兔而忘蹄；言者所以在意，得意而忘言"。渔网是用来捕鱼的，得到鱼就不必再执着于渔网；寻着兔子的脚印可以捕到兔子，捕到兔子就不必再执着于脚印；语言是为了表达意，得到意就不必执着于语言文字。

我写书不是为了教授独特的针法，而是想要读者放松下来调整自己的频率，与经典的思维频率相合。合上去就会体会到许多难以言说的真实的快乐，会真切地看到病人表象背后内在的气血状况。如此则针灸取得好的疗效是顺理成章的事。

很多人会反复犹豫，是不是一定要学习脉诊呢？

如果我们真的相信经典，就会知道这是经典给我们指的最正确的路。再看看历史上的明医，所有的明医无不精于脉诊。

很多人还是会皱着眉头在找别的路，或者一试脉啥都摸不着就放弃了。这一放弃找别的出路，就踏上一条远离经典、远离道的路，再回头就不知何时。

千万不要有任何疑虑，摸脉是最简单的事，是最能够启动灵动的心的训练方法。

只要放弃惯性摸脉，放弃紧张，不在摸脉时找各种数据，先找到"正邪相争的点"，在这个位置放松下来去体会病人气血的状况，很容易真实体会到病人气血的偏倾，便有拨开迷雾、豁然开朗的感觉。

下面再强调一下：

摸脉的三个要素：第一，放松下来去体会脉中的气血偏倾；第二，明白人体气血的运行及与邪气相战的原理；第三，明白人体气血偏倾表现出来的症状。

读经典的三个要素：第一，放松下来去体会经典的思维；第二，通过读经典真实地看清人体疾病的内在真相；第三，能举一反三地用现在的语言表达经典的思维。

第四章

明于《本输》

一、转化思维

学习至此，是否已转化了思维就是能否继续学习的关键了。

转化思维，即将学习经典的目的转化为获取智慧，而不是获取知识。智慧就是解决问题的能力，知识就是现成的结果。

我们最终的学习目的一定是具有智慧，即具有在临证过程中能够看清疾病真相并真实有效地给予病人正向帮助的能力。

虽然我说了学习的目的是获取智慧，但很多人还是会着急地让我教给他们治疗具体病的知识，总认为学习具体的知识是捷径，总认为得到具体的知识才能有收获。他们可能是太着急想要成功了以致于不能冷静下来去观察本质。

看病本质上是一种能力，是冷静地看到疾病真相的能力，而单纯依靠知识的积累不能具有这种能力。知识只可以作为引导，在知识的引导下我们自身发生改变，自然便产生了这种能力。

但如果自己不改变，再多的知识也不会让我们获得智慧。所谓自身改变，是本质上的变化，不仅仅是让自己知道的比原来更多了。

本质的变化，是指遇到问题时思维方式发生改变，由原先粗笨的思维方式转化为细腻的思维方式。就是当遇到痛苦的病人时，能够制心一处，让自己的思维轻柔地止于病人痛苦之处，穿透痛苦看清真相。

运用"知识"的思维

如果没有改变思维，那看病就是这样的：在见到病人之前，早已准备了一大堆的知识，可以称为"数据库"。当病人诉说痛苦时，就把病人的痛苦带入数据库里，通过数据分析得出一个结论，并依照结论进行治疗。

在这个过程中，医生并没有深入到病人的痛苦之中，只是提取了与病人痛苦有关的数据。数据提取后的分析就与病人的痛苦再无关系了，只是在医生自己的头脑里运转，这个过程大脑在进行着快速运转，分析数据。

更有甚者，有的医生一听病人某一个数据的描述，就自动蹦出某一种治疗方案，如病人一描述口苦就处小柴胡汤，一说腹痛就针足三里。这种也是没有去深入了解病人的痛苦，仅是大脑运转得出的最粗浅的经验。

以上思维用的只是知识，以及由知识组成的观点、态度、立场等，与智慧无关。

运用"感受"的思维

智慧源于知止，"知止而后能定，定而后能静，静而后能安，安而后能虑，虑而后能得。"

见到病人之前我们先要让自己的头脑安静下来，停止胡思乱想，无论多么珍贵的知识都让其安静地处于背景之中。此时我们会感觉到呼吸自然细腻深长，身体肌肉自然放松，骨骼自然舒展。

当病人出现并诉说痛苦时，我们的思维依然是宁静的，不让自己进入粗重的主观思绪之中，让思维不离不弃，轻柔地贴着病人的痛苦。此时的思维是宁静单一的，是柔和细腻有穿透力的，能够深入到病人的痛苦之中，此时看到的就是痛苦的本质。

当病人描述痛苦时，我们就宁静且持久地聆听病人的痛苦，巧妙地运用问诊让病人去描述痛苦的感受，直到我们知道病人内里气的真实痛苦与真实欲求。

摸脉时，思维就宁静且持久地守护在每一个搏动之中，去体会脉搏中气的真实痛苦与真实欲求。

脉诊不能够轻松地掌握，根本原因不在于手指的敏感度不足，而是思维不够细腻与真实。躁动的思维如果不能持久宁静地安住于指下，即使有再灵敏的手指也是学不会摸脉的。

思维始终处于不散乱的状态，此即是守一。在这个过程中，我们不是在努力找寻与疾病相关的知识，而是宁静下来让疾病真相自然呈现。如此，越临证思维越细腻宁静，看病也越轻松真切。如此也便没有什么可以炫耀的独门绝技了，只有一颗至诚灵敏安静之心。

粗笨与细腻的思维方式

对比一下以两种不同的思维方式思考时的意识状态。

第一种是意识进入大脑中，带动脑中存储的知识进行运转，整个运转过程庞大繁琐，可以说是粗笨的。很多人会坚信自己治不好病的根源是脑中存储的知识体系不够庞大，其实越庞大的知识体系运转起来越复杂笨重。当足够大的知识体系超过人脑的极限时就只好进行分科，这样知识越积越多，分科越来越细。

第二种是让大脑安静下来，不去运转这些知识，将意识从知识中分离出来，让意识放松自然安静且不散漫。此时是淡淡的有觉知的意识朝着一个方向流淌：去感受病人的痛苦。这个意识的特点是清净、细腻柔软、有觉知，这是意识处于健康自然状况的流动。

当思维符合自然的理路去运转时，整个思维的过程就是轻松柔软细腻的。《老子》八十一篇反复谈这种若水的思维，"明白四达，能无知乎"，即不用知识去认识世界，而是用专气致柔守一的心去认识世界。

"致虚极，守静笃。万物并作，吾以观其复。"也是在谈论心灵的虚静状态。类似的言论有很多，反复用心去体会这些经典的文字，就会让我们的心无限接近道。

我们习惯以好与差来评价医生的医术，《灵枢》用更根源的标准来评价医生，就是医生的思维意识状态：意识状态粗笨的为粗工，反之，意识柔软细腻的为上工。

每个医生都想要成为好的医生，差则是我们厌恶的。我相信每一个医生都在努力成为好医生，甚至很多我们眼中医术差的医生比好医生更努力，所以不能用简单的好与差来评价医生。

好与差是结果，导致好与差的根本是一个医生的意识状态。粗重的意识状态是阻挡成为好医生的根源。学习经典就是要转化粗重的意识状态为细腻柔和的状态，这是医生最重要的努力方向。

我们再看一下《素问》对守神的描述：

岐伯曰：请言形，形乎形，目冥冥，问其所病，索之于经，慧然在前，按之不得，不知其情，故曰形。帝曰：何谓神？岐伯曰：请言神，神乎神，耳不闻，目明心开而志先，慧然独悟，口弗能言，俱视独见，适若昏，昭然独明，若风吹云，故曰神。

（《素问·八正神明论》）

粗的思维方式是问病人的痛苦，在自己头脑记忆的书中找答案，好像找到一个非常相符的答案。如此治疗却效果不理想，这整个过程都是迷糊的，对了不知道对在哪，错了不知道哪里出现问题。

上工细腻的思维就是意识不被耳目所蒙蔽，不被自己的知识所蒙蔽，意识的流动先于知识的判断。单纯地让意识柔顺地深入到痛苦之中，就知道了病人痛苦的真相，这是昭然的明达，清晰的了知，故疗效也会是稳定的。

用柔软良善的良知去体验病人的痛苦，而非用知识去检索疾病，这是关键。用心去体会"目明心开而志先"的状态，此是不可言说的状态，体会到了就知道是多么的真实甜美。

知识是向外求所习得的，而智慧是回归简单真实所自然呈现的。所有的经典都是在唤起本初源自于道的智慧。

二、《本输》名解

一个人直身站立，双手上举，上下贯穿人体的经线有十二对。上、下肢各有六对，其中阴侧面与阳侧面各有三对，此即是人体之大经。经既有贯穿天地之意，也有提纲挈领之意。

我们在体表切循自然会找到这贯穿人体上下的十二条大山谷，此即是神气所游行的经脉隧道。

通过《经脉第十》与《终始第九》的学习，可以知道病人当下气血所偏移的经脉。如当人迎气口脉诊断人迎一盛，病在足少阳，病人表现也符合气血在少阳经郁滞。我们只要在少阳经找到正邪相争造成郁滞的点，针刺疏通，则会有很好的治疗效果。

按照一定的方法望诊与寻切，我们会发现在少阳经上有许许多多这样的点，这些点都是可以选择针灸治疗的穴位，这些点就是"输"。

"输"为枢纽

"输"同"俞""腧""枢"，为枢纽之意。

寻着经脉轻轻切循，会感觉到许多凹陷。这些凹陷或大或小，如同一个个小洞穴，此即是人体的输穴。

这些凹陷的输穴，既是人体正气滞留汇集之处，也是邪气入侵人体的滞留之处。

针刺治疗之处、经脉气血所留止之处为输。

"本"即根本

何为"本"？"木下曰本"，即根本之意。

当经脉中的气血与邪气相战，这条经脉中会有许多穴位都有气血的郁滞，这些郁滞之处散在于整条经脉所过之处的各个部分。如果我们每一个部分都细细去找，每一处皆针刺，针刺则过于繁琐，不得其要，为末。

除草如果只在枝叶上斩除是既繁琐又收效甚微的。针刺亦是如此，漫无目地地找寻各处郁滞也是繁琐且收效甚微的。

治病求本，找到经脉中最关键最根本的位置，对这个位置进行疏通，此处一通整条经脉随之畅通。如同根一断除，枝叶自然枯萎；亦如擒贼擒王，捉住贼王其他小贼自然逃散。

五输穴

本输即最关键根本的腧穴，能从最根本处调整整条经脉乃至整个人体气血的腧穴。

这些腧穴一共有六十一对，六条阴经中除了心经没有腧穴，其他每条阴经各有五个腧穴；六条阳经每条各有六个腧穴。"五脏五腧，五五二十五腧；六腑六腧，六六三十六腧。"我们习惯将《本输》记载的这些根本穴位称为五输穴。

当一条经脉出现是动与所生的病症，我们不必整条经脉地找寻病变处，也不必沿整条经脉所过各处针刺，只需要在五输穴所在的位置望诊与切寻，很容易便会找到病变处。此处为整条经脉最根本的战场，是决定其他战场胜负的主要所在。只要在这个地方针刺，恢复正气去除邪气，则整条经脉都会恢复柔顺畅通。

"知其要者，一言而终，不知其要，流散无穷"。中医有许多的"要"，在《九针十二原》这一篇中所言的"知其要"就是指五输穴。我们要精确地知道每一个五输穴的定位，也要知道五输穴的具体作用。

三、五输与五行

想要理解五输穴，首先要回到古人的世界观里。

古人对世界的认识，并没有把重点放在给世界上存在的物体命名归类与记录物体特征上，而是一直在思考这个物体是怎么来的，甚至这个世界是怎么来的。

古人探索的目的并不是给你一个哲学上的结论，而是要让你去体会这个物体生成的过程，继而找到生成物体背后的力量以及物体的生成规律。所以这个探索过程的终极目的是体会到道并掌握道的运行规律。

《老子》曰："天下万物生于有，有生于无。""道生一，一生二，二生三，三生万物。"《易经》曰："是故易有太极，是生两仪，两仪生四象，四象生八卦，八卦定吉凶，吉凶生大业。"我们不要用我们的知识体系去给古人贴上唯物或者唯心的标签，我们要真正读懂古人在说什么。

古人认为这个世界是"无中生有"，古人的学问都是在细腻地观察事物从无到有的过程，这些经典的名言都是在谈论这个过程，这里能够体察到道。这个认识并不是要否定西方哲学原子论观念中的物质守恒，这是不同的看待世界的视角。

举个例子，一辆汽车从流水线上生产出来。从物质守恒的角度看，并不是凭空变出一辆汽车。汽车是由许多原材料拼接而成，从原材料到

灵枢理法

汽车总的物质没有发生变化。但是如果我们只关注物质材料，就错失了最重要的部分。

这辆汽车的生产中最重要的是精密的设计图纸，材料只有按照设计好的方式拼接才能组装成汽车。在这个拼接过程中除了图纸，还有许多电能的消耗，这些看不见的力量在生产汽车的过程中也起到了至关重要的作用。

这个世界和人体的精密与复杂程度是远超过汽车的，我们古人不是在盯着组成材料来观察世界与人体，而是通过各种变化找到主导这些变化背后的力量，并找到天地与人体的设计图纸。所以我们说的"无中生有"，是深入到看不见的"无"处观察世界与人体。

我们已经知道主导变化背后的力量，这个力量我们称之为气。接下来就要去探索这个设计图纸。只要静静地观察一株植物在四季中的变化，就能领会到这张图纸，因为任何生命体的变化都是气推动的，都能反映气的规律。

古人所言的"一物一太极"并非玄学的概念，而是每一个生命体都是按照同样的规律在变化，都是同样的"图纸"。因此明白一个事物的变化，就能够通晓世间其他事物的变化。

在这个认识过程中，首先需要的还是调整方向，由头脑的认知调整为心的认知。

每一株植物都是自由生长的，因此没有一张像生产汽车一样刻板的图纸来命令植物按照既定的路线生长。我见到过很多沉迷于玄学中的学子，学习了一堆复杂的公式去推导，推导出一堆没有实用性的结论，在临床中根本应用不上。应用公式看病必会四处碰壁，不会有稳定的疗效。

刻板的公式不可能推导出如此多彩的世界，像数学家那样用大脑推导不是古人所走的路。"致知在格物"，让头脑宁静下来，只是静静地观察体验，去观察体验一个单独变化的客体，就能发现其内在的规律，这是古人的致知。

冬——井（地下水）——出

先从冬天说起。我们观察一株多年生的植物，去体会植物在冬天的大环境下内在的势能。这个势能的源头是天地之气，即体会天地之气在此时如何作用于这棵植物。

冬天树木的枝叶枯萎凋落，将势能存储于主干与根系之中。在存储过程中主干与根系的气越聚越多，又有向外扩大蔓延之势，这个蔓延依然在根系与主干之中，此时植物在养精蓄锐。

这个气的状况，我们用天地间的水系状况来形容。水藏在地下并缓缓地向外满溢，还没有溢出地表，这就是井中地下水的状况，我们形容这个势能为"出"。

春——荥（小溪）——溜

春天来了，植物便开始发出嫩芽，这些嫩芽很小很嫩，由主干开始向四周伸展。

此时植物的势能是很细软柔和地向枝干四周发出，这个力量刚刚突破主干伸向四周。

用天地间的水系状况来形容这个气的特点：如同细细的水流刚刚从地下涌出，并不是畅快地奔涌，而是似有留恋地向外涌，如同小溪一般，荥即是小溪水之意，我们形容这个势能为"溜"。

夏——输（水塘）——注

到了夏天，植物枝叶开始快速生长，整株植物繁茂起来。

此时植物的势能是爆炸似的向外扩散，根部与主干的气迅速向四周扩散。

用水系的状况形容，就如同许多细小的水流汇注成一个水塘，由水塘像枢纽一般将水输向别处，我们形容这个势能为"注"。

长夏——经（大河）——行

长夏则进入植物漫长的生长季，在这漫长的生长中开始慢慢孕育果实。

此时植物的势能即向四周扩展，同时四周枝叶与根茎的气又都会分出一部分来孕育果实，整体气主要分布于枝干之中。

灵枢理法

用水系的状况形容，就如同从水溏中流出的一条大河，这条大河缓缓流向远方滋养所流经之处的生命，大的河流即是经，我们形容这个势能为"行"。

秋——合（归源）——入

秋天是果实丰收，同时枝叶开始枯萎落下。

此时植物的气是由外向主干与根部回收，落下的枝叶也是为了养护树根，气由向外张开改为向内里合。

用水系形容，就如同大河入海，又回到了水系的源头，我们形容这个势能为"入"。

"出溜注行入"变化与"井荥输经合"五输

在古人的思维里，大地的四周与大地之下都是海水，大地漂浮于大海之上，整个大陆如同被乌龟在水中驮着一般。

入到大海的水在大陆地下会合，并由地底向上洇蔓，形成地下水的井水。如此在时间上春、夏、长夏、秋、冬循环不断，空间上以出、溜、注、行、入循环不断。这个周而复始从不间断的循环就是内在的气在推动，这就是太极运转、阴阳转化、一气周流。名词虽不同，所言的都是这个气的变化规律。

天地间所有变化的事物，由变化所呈现的繁荣景象，都是由天地之气推动。此气只有一，独立不改，周行不殆，没有其他气，其他气都是这一气的不同表现形式。因为只有这一气，所以天地间纷繁的变化数量无穷，这只是在表象上的不同，而内在的规律都是一样的。

我们再举一个例子，看一下大地：

冬天的时候天寒地彻，气位于地下，内含着欲出之势，为出；

春天小草萌发，气刚至地表，为溜；

夏天草木生长，气汇注于万物，为注；

长夏天地皆绿，气行于万物，为行；

秋天落叶归根，气又落回了大地，为入。

人生于天地之间，人体内部的变化规律亦与万物相同，故曰"与万物沉浮于生长之门"。

人体的气血冬天藏于内里骨髓，春天以细细的溪流从内往外流出，夏天汇聚壮大，长夏更进一步扩展流动，秋天收敛入回内里。我们用最简单的字词来描述气血在四季的变化：出、溜、注、行、入。气从里出，从外而入，升已而降，出入不息。下面用一个图来表示气的升降，如图1所示。

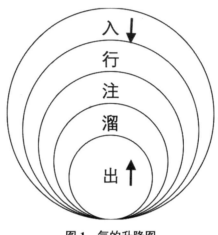

图1　气的升降图

人体的穴位很多，能够调整气血"出、溜、注、行、入"变化的腧穴，是总领其他穴位的最根本腧穴。这几个穴位便是五输穴，分别对应为井、荥、输、经、合。

气一发生变化，随之人体就会发生巨大变化，就如春气一到万物皆复苏，秋气一到万物皆凋零，因此五输穴调整人体的力量是非常巨大的。

每一个穴位的准确定位，都需要读者自己按《本输》记载的位置找准。每一个穴位都是人体非常重要的一个开关。

《灵枢》五输穴并未与五行建立联系

在《灵枢》里，五输穴并没有与五行建立联系。我们习惯性地认为五输穴"阳井金，阴井木"的五行属性，是由《难经》最早提出的，并非《本输》的内容，具体相关文献知识在此不展开论述。请读者暂且不要将五输穴的五行按照"阳井金，阴井木"来确定，这不是《灵枢》对五输穴的认识。

我们翻阅《灵枢》可以发现五行的概念很少出现，仅有两篇，即描述人体体质不同的《阴阳二十五人》，和用五行相克来预测死期的《经脉》。而以五分法作为论述的却非常多，如《五阅五使》《五色》《五味》《五音五味》等。

也就是说虽然《灵枢》的作者具有五行思维，但却尽可能地在避免运用木火土金水这五个概念。这里我个人认为最大的可能就是在避免与《素问》发生混淆。

《素问》用五行于天地对应五时、五方、五气等，于人体对应五脏、五体、五液、五窍等。《素问》用五行作为框架构建了整个医学体系。

虽然大家一直将《灵枢》与《素问》合称为《黄帝内经》，但这是后人所为。我个人认为，这两本书本就各自独立成章，各自流通。

因为两书的成书年代相近，都是在客观真实地观察世界与人体，故必然有相通之处。

这两本书共用了很多概念，这些概念有的一致，有的则有微小的差异，有的差异则很大。

按照推理，气的出、溜、注、行、入对应冬、春、夏、长夏、秋五季，而这五季又对应着水、木、火、土、金，因此五输穴与五行建立关联并没有任何不通顺。

但是因为《素问》与《灵枢》对五季认识并不完全相同，这种关联难免会造成概念内涵的混乱。

《素问》理解的五季分别对应的是春生、夏长、长夏化、秋收、冬藏。生、长、化、收、藏对比溜、注、行、入、出，可以看出并不能非常好地对应。这里有两个原因：

一是视角不同。《素问》以五运流转的视角在观察四季，《灵枢》以阴阳出入的视角在观察四季。

二是五季的时间范围不同。五季的范围是由人所约定，一年四季的约定是没有争议的，而五季的约定两本书却有不同，这里的主要差异就在代表土这个季节的长夏。

《素问》是将长夏附属在夏季的末尾，把夏秋之交这段时间称为长夏，长夏这一季节的时间跨度较短。因为长夏是从夏季分出来，所以长夏只占用了夏末与秋初的一段时间，其他春季与冬季两季时间未做调整，都是 90 天左右。

《灵枢》是把一年均匀分成五季，把长夏作为与其他季节一样的一个季节，有与其他季节一样的长度。这种平分法就要调整所有季节的时间节点，每一季的时间长度都是 73 天左右。

因此同样是在谈论春夏长夏秋冬这五季，《素问》与《灵枢》的节点是不同的，这就导致了描述上有差异。冬天在《灵枢》中描述为"出"而在《素问》中描述为"藏"，可以看出对冬天这个季节范围的约定，《灵枢》要比《素问》迟一些。

为了不产生理解上的混乱，我们遵循《灵枢》作者的视角，把一年均匀分成五季，以气的出、溜、注、行、入这五种留止状况，来真实地反应五输穴的属性，不与五行建立关联。

《难经》是《素问》与《灵枢》思想杂合的产物，至于《难经》是如何将五输与五行做到无缝衔接，以后有机会再一起探讨。

四、深入认识五输穴

岐伯曰：顺天之时，而病可与期。顺者为工，逆者为粗。黄帝曰：善，余闻刺有五变，以主五输。愿闻其数。

岐伯曰：人有五脏，五脏有五变。五变有五输，故五五二十五输，以应五时。

黄帝曰：愿闻五变。

岐伯曰：肝为牡脏，其色青，其时春，其日甲乙，其音角，其味酸；心为牡脏，其色赤，其时夏，其日丙丁，其音徵，其味苦；脾为牝脏，其色黄，其时长夏，其日戊己，其音宫，其味甘；肺为牝脏，其色白，其时秋，其日庚辛，其音商，其味辛；肾为牝脏，其色黑，其时冬，其日壬癸，其音羽，其味咸。是为五变。

灵枢理法

黄帝曰：以主五输奈何？

岐伯曰：脏主冬，冬刺井；色主春，春刺荥；时主夏，夏刺输；音主长夏，长夏刺经；味主秋，秋刺合。是谓五变以主五输。

黄帝曰：诸原安合，以致六输？

岐伯曰：原独不应五时，以经合之，以应其数，故六六三十六输。

（《灵枢·顺气一日分为四时》）

《顺气一日分为四时》将《本输》所讲的五输穴的原理做了进一步深入的阐释。

首先要明确的是顺应人体之气是一切治疗的根本，故题目便言明本篇的重点为如何顺气。

人体内有五脏六腑，外有四肢百骸。下面以一条经脉为例来说明四时气的流转规律。

以手太阴肺经为例，肺的经脉贯通内外，内连脏腑之肺，外络上肢手太阴经经脉所过区域的肢节。

肺脏就相当于植物的根，相当于水系的海，肺的经脉就相当于植物的枝干花果，相当于水系的井泉江河。

冬天气藏于内里以养脏气，随着脏气的满溢，由井穴少商缓缓外溢，"出于少商"。

至春天人体的气血随之由深处开始向外生发，气血留连于荥穴鱼际，"溜于鱼际"。

至夏天人体的气血进一步汇聚成输穴太渊，"注于太渊"。

至长夏人体气血汇聚成河奔向远方，气血行于经穴经渠，"行于经渠"。

至秋天人体气血收敛入里，由合穴尺泽入里，回归肺脏，"入于尺泽"。

其他诸经亦是如此，与天地同步。

五时—五脏—五体

春天人体气血在内滋养肝脏，在外滋养人体所有的筋；

夏天人体气血在内滋养心脏，在外滋养人体所有的脉；

长夏人体气血在内滋养脾脏，在外滋养人体所有的肉；

秋天人体气血在内滋养肺脏，在外滋养人体所有的皮；

冬天人体气血在内滋养肾脏，在外滋养人体所有的骨。

由于肝与筋是春气所滋养，故肝与筋具有春天气的特性，其外在表现就是柔软调达，如新生的嫩枝一般。

同样，心与脉具有夏天气的特性，其外在表现就是汇集流动，如树木的枝条；

脾与肉具有长夏气的特点，其外在表现就是滋养孕育，如树木的果实；

肺与皮具有秋气的特点，其外在表现就是收敛沉降，如树木的叶与皮；

肾与骨具有冬气的特性，其外在表现就是坚固支撑，如树木的主干。

五体诊断

当筋失去春气的滋养，便会坚硬不柔软，我们便可以摸到坚硬痉挛的肌肉；

当脉失去夏天的滋养，便会郁滞不通，我们会看到血管怒张显现且颜色异常；

当肉失去长夏的滋养，便会堆积不化，我们就会摸到皮下赘肉堆积；

当皮肤失去秋气的滋养，便会固护无力，我们就会看到皮肤松弛不紧绷，汗孔不闭合；

当骨失去冬气的滋养，便会疏松变形，我们就会摸到骨面不规则的隆起。

疾病不愈之机理

人体气血不仅一年之中有如此的变化规律，一天之中亦有如此的变化规律，"以一日分为四时，朝则为春，日中为夏，日入为秋，夜半为冬"。

天地之气每一天每一年都在滋养着人体，我们顺应着天地之气的滋养生活，日出而作，日入而息，顺应四时调整饮食起居，自然无病延年。即使偶然感受邪气，造成人体的损伤，只要人体之气依然畅通，没有影响到气的出溜注行入，只需顺应人体正气，不适便可快速恢复。

疾病之所以长久不愈，大多是由内外相合所致。外有邪气损伤，内有人体气血在出溜注行入处郁滞，造成相应组织不能得到滋养修复。此或是外邪过重直接损伤气血的溜注，或是本身气血溜注就不畅通，相应组织本缺乏濡养，自我修复能力差，感受外邪后不能修复。且某一组织失去滋养就容易感受邪气侵袭，故同样的邪气，不同人感受后损伤的组织不同。

以身体某处的疼痛为例。疼痛是一个信号，代表着人体的局部受到了损伤，正气涌到局部修复损伤。

疼痛的强度一方面代表着损伤的程度，另一方面代表着正气修复损伤的紧迫程度。损伤越重，正气修复越紧迫，则越痛；反之，如果损伤不重，或者正气没有及时快速修复损伤，则疼痛较轻。

人体面对疼痛最积极的处理方式是扶正祛邪。

祛邪就是去掉外部的损伤，针对不同的邪气，有不同的祛邪方式，因寒引起则远寒就温，因劳累引起则注意休息，外伤导致的皮肤破损则注意破损处的卫生消毒。

扶正就是让正气柔顺地通行于损伤之处，既不过度紧张关注，也不无视，让气血始终处于中和有觉知的状态。这种状态难以用语言准确表达，《内经》中用了很丰富的语言在描述这种极佳的正气状态。此时如果过分紧张不能放松，给予损伤过分的关注，这个紧绷会使正气郁滞不流通，从而不能够祛除邪气修复损伤，使损伤进一步加重。此时如果过分不在乎，不给予损伤局部以关爱，则气血不能涌向损伤之处以祛邪，则会使损伤加重邪气深入。

当局部损伤加重或深入，人体就会通过经脉隧道大量调动气血，从而在相应组织所对应的出溜注行入之处汇集大量的气血，以为前方修复损伤的气血提供援军与粮草。如果是筋的损伤，就会在溜处汇集大量气血；如果是脉的损伤，就会在注处汇集大量气血，余皆如此。

此时只需顺应人体的气血，给予人体足够的柔和呵护与足够的修复时间，经脉的气血会通过溜注的运输源源不断地涌向损伤之处，人体便会恢复健康。

此时如果仍旧紧张或无视，气血就会在溜注处郁滞，无论是太过或者不及都会造成郁滞，这就损伤到了根本，疾病便会驻扎下来。

一旦溜注处损伤，疾病必然迁延难愈。也可以反过来说疾病一旦迁延难愈，必然因为溜注处损伤。故人体疾病快速痊愈与迁延难愈最关键的点就是溜注处气血的畅通。

针刺治疗之机理

如果疾病影响到气血的溜注，针刺的治疗就不能停留在哪痛针哪的局部治疗，这时局部治疗最多只可以缓解一时，本根未愈，病必复起。此时的治疗应该在根本的溜注处针刺，此处畅通再远离疾病的诱因，则病可快速治愈。

可以说人体的一切组织都是由气的出溜注行入的运转所产生，亦靠此气的运转所滋养维系。此气运转正常，则人体各个组织都充满生机活力，得病易愈；此气在某处郁滞，则相应组织就得不到滋养，失去生机活力，得病是早晚的事。故疾病生成、驻留、不愈的关键因素就是气的出溜注行入是否畅通，此为病之根源，为本。

所以某一个部位的疼痛迁延不愈，根源不是这个部位某一组织的损伤，而是气的溜注问题。如某一部位有筋痹长久不愈，这个摸得到的痉挛肌肉是疾病之末，相当于疾病的枝叶，而病根是这条经脉的气在溜的位置郁滞，这是疾病之本。

更深一步分析，一个部位久治不愈，必然会影响牵连其他部位，一个部位筋痹不通，会引起与之相连的筋损伤，这个损伤沿经脉走行延续，筋脉肉皮骨所有组织皆是如此。这些损伤相互交错，盘根错节，难以一一去除。此时针刺调整气的溜注，则可修复整条经脉中相应组织的损伤，只要气在溜的位置畅通，则整条经脉损伤的筋皆可得到修复。

"知其要者，一言而终，不知其要，流散无穷。所言节者，神气之所以游行出入也，非皮肉筋骨也。"疾病万千，能够用针灸统领万千复杂病症的关键就是知道气血的游行出入之处，而非有形的实体组织。

五、五输穴取穴原则

"脏主冬，冬刺井；色主春，春刺荥；时主夏，夏刺输；音主长夏，长夏刺经；味主秋，秋刺合。"即是说人体血气在冬天气出的位置受到郁滞，就针刺井穴，以此类推，血气处于春天气溜的位置郁滞则针刺荥穴，处于夏天注的位置郁滞则针刺输穴，处于长夏行的位置郁滞则针刺经穴，处于秋天入的位置郁滞则针刺合穴。

相应的位置郁滞，人体相应的组织就会同步得病，分别对应骨、筋、脉、肉、皮。（表1）

表1　五输穴对应流注、五季和五体

五输穴	溜注	五季	五体
井	出	冬	骨
荥	溜	春	筋
输	注	夏	脉
经	行	长夏	肉
合	入	秋	皮

虽然我们可以通过外在的表现知道内在气的郁滞位置，但更重要的基本功依然是直接去体会病人气的郁滞位置，即在寸口脉这个气鼓动的位置去对病人气血进行直接诊断。

脉搏为气血的鼓动，在这个鼓动的过程中，我们依然可以看到气的出、溜、注、行、入。

下面以立定跳高来形容脉象的鼓动：双脚离地的瞬间即为出，跳到最高处开始下落即为入，在离地与回落的这个高度范围内画三个等距的分界线，这三个分界线即分别对应溜、注、行。

脉搏搏动的过程就像气血在跳跃一样：脉搏刚开始鼓起时为出，脉搏马上要回落时为入，在这个过程中经历了溜、注、行。

我们摸脉只需要感受邪气在脉搏搏动的哪个过程受阻碍，便可知道当下病人的郁滞之处。

　　我试着用受过数学与物理教育所形成的语言来描述各种脉象，希望读者能够在心中体会到脉象，而不是仅记住数据。

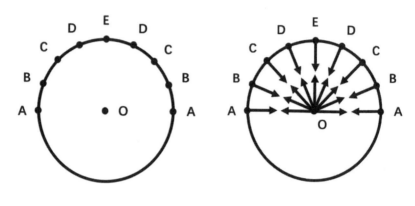

　　图2　脉管的横切面示意图　　　　图3　脉管内的力量示意图

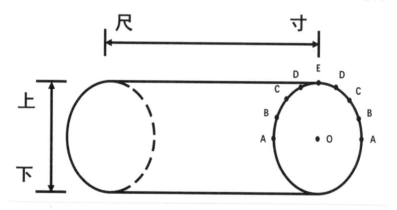

图4　脉管纵切面示意图

　　人体脉管内的血气，以O点为中心向外周扩散，见图3。

　　每一次心脏的收缩，都会从这个点产出一个力，这个力带领气血向四周膨胀，并使气血向前推进，我们通过这个力的变化来感受"正气"的状况。

　　脉管壁的表面布满了神经网络，可以调节血管的收缩。当脉搏搏起时就会产生从脉管壁向中心收缩的力量，我们通过这个力量的变化来感受"邪气"对人体的损伤状况。

　　我们摸脉只能摸到脉管的上壁变化。

当邪气损伤人体时，脉管壁会产生不同位置的弹力变化，我们将可以触摸到的脉管壁的不同位置做上标记，由深到浅分别用英文字母 ABCDE 表示，见图 4，这样更容易准确地描述出不同状况下脉管的特征。

正常情况下，脉管壁的所有位置都是柔软富有弹力的。当邪气损伤人体，脉管壁就会僵硬，失去柔和的弹力，久之脉管壁枯燥，完全失去柔韧性。

入—毛—皮—合（秋）

当"邪气"损伤到脉管壁的最浅层 E 的位置时，此位置脉管壁变硬，其他位置依旧相对柔软有弹力。

由于 E 的位置不通，因此"正气"会增加力量攻击这一点，此时脉搏搏起时的力量并不是均匀地从 O 点分散到四处，而是把主要的力量集中在向上攻击 E 点。

我们体会一下此时指下的感觉：在脉管的表层摸到一条线，这条浮在脉管表层的线从寸脉贯穿到尺脉，这条线就是坚硬的 E 点。同时脉管的左右两侧相对比较柔软（这里的左右是指脉搏的桡侧与尺侧方向，下同）。

这种脉象就像一根木棍漂浮于脉管的表层，故称之为浮脉。

中央坚固两侧柔软，亦如一根羽毛置于脉管之上，故又称之为毛脉。

这说明气在最表皮肤层受到阻滞，病在入，需要针刺合穴。

行—代—肉—经（长夏）

当邪气深入，损伤到 D 的位置，脉管的 E 与 D 位置这一片都变硬，其他位置依然相对柔软有弹力。E、D 两个位置失去弹力向 O 方向收缩，这个方向向下，会给脉管一个向下的力，脉管会左右变宽。

我们体会一下此时指下的感觉：此时脉管表层不是一条线，而是一个平面铺于指下，脉管左右较宽。

这种脉象就如同一个宽宽的腰带一般，故称之为代（同带）脉。

这说明气在偏表的肉层受到阻滞，病在行，需针刺经穴。

注—钩—脉—输（夏）

邪气继续深入，损伤到 C 的位置，脉管的 EDC 位置都变硬，其他位置依然相对柔软有弹力，此时 EDC 同时向中心 O 的位置收缩。

想象 O 点与脉管左右的两个 C 点连线形成三角形，此时三角形的两个顶点 C 同时向一个顶点 O 的方向下压，两个 C 点连线的边线就会成圆弧状。

同样 EDC 三个位置变硬脉管亦发生弧状改变，我们体会一下此时指下的感觉：指下脉管呈一个球面，像一个珠子一样，前后左右都比较宽大（这里的前后指脉搏的远心与近心方向，下同），故称之为洪脉或大脉。

脉管壁既不是一条线，也不是一个平面，而是一个圆弧，这个圆弧与古人的钩子形状一致，故又称之为钩脉。

这说明气在中间血脉层受到阻滞，病在注，需针刺输穴。

溜—弦—筋—荥（春）

邪气更进一步深入，损伤到 B 的位置，脉管的 EDCB 位置都变硬，只有 A 的位置还相对柔软有弹力。

想象在刚才所说的球形再加一个向中间的力，这个向中间的挤压力会使球形变得很瘦。

同样 EDCB 四个位置同时变硬脉管亦会变得比较细，我们体会一下此时指下的感觉，此时脉管细长，左右很窄，在最底部相对比较柔软，就如同一根拉直的琴弦，故称之为弦脉。

这说明气在靠近底部筋的层次受到阻滞，病在溜，需针刺荥穴。

出—石—骨—井（冬）

当邪气损伤到 A 的位置，邪气已到最深处，所经过之 EDCBA 皆受损伤，整个脉管壁变硬失去弹性，此时整个脉管牢固收缩，脉搏从内部 O 点鼓起不会有太大的膨胀。

我们体会一下此时指下的感觉：脉管成非常清晰的圆柱形，非常牢固地压住脉搏的搏动，就像一块大石头压在脉搏上一般，故称之为石脉。

由于脉搏的搏动被脉管牢牢固住，脉搏被压在深处，故又称之为沉脉、牢脉。

这说明气在最深处骨的层面受到阻滞，病在出，需要针刺井穴。

脉毛，为秋气，针刺合穴；

脉代，为长夏之气，针刺经穴；

脉钩，为夏气，针刺俞穴；

脉弦，为春气，针刺荥穴；

脉石，为冬气，针刺井穴。

以上摸脉是通过"脉管的形状"来判断正邪相争的位置。

重要前提：找到脉搏最清晰的位置脉诊

上面的摸脉法有一个非常重要的前提：脉诊的位置一定是邪正所共会之处，即需要通过反复在脉搏处举按，找到脉搏最清晰的位置，这个位置正气与邪气都最明显。这点是脉诊的关键。

脉管在下按的过程中，会发生形状变化。尤其是久病者，脉管在不同的力度下会呈现多种形状。找到当下邪正相争的位置，这才是人体气机关键所在。在此处疏通，是当下病人最需要解决的问题。

很多人会问：有人动脉硬化，脉管呈现坚牢象，如何与真正的"病在骨"区分？

区分的关键仍然是找到邪正相争的位置摸脉。如果在邪正相争的位置仍然呈坚牢象，就是"病在骨"，不是这个象就不是"病在骨"。

很多深入研究经典的人可能会发问：《素问》中关于脉象记载的重要两篇是《平人气象论》与《脏气法时论》，《平人气象论》记载的用肝脉、心脉、脾脉、肺脉、肾脉诊断病位，《脏气法时论》记载的用春脉、夏脉、秋脉、冬脉和不主时的脾脉诊断病机。那么《灵枢》用弦、钩、代、毛、石，是否与《素问》的这两篇脉法有关联？

我的回答是：这两套诊脉的视角不同，不能混淆。《素问》观察人体的视角采用的是五行流转的思维，《灵枢》的视角是神客在门的思维。虽然采用了相似的概念，但内涵不同。

虽然视角不同，但在很多地方仍会有重合，如用《灵枢》的方法摸到弦脉，在很多情况下用《素问》的诊法摸脉，大概率会是：病位在肝脉或者病机在春脉。

初学者只要掌握一种脉法便可，若从针灸入手，就掌握《灵枢》的方法便可，并将神客在门的思维训练熟练。若不满于此，想要深入学习《素问》的五行思维，则需要先建立源自经典的纯正的五行流转思维，并掌握《素问》的脉法，同时不要与《灵枢》产生混淆，条理清晰，如此则越学越明。

深入学习过《难经》的读者可能会发问：若按照《难经》《伤寒例》上的"三菽、六菽、九菽、十二菽、十五菽（至骨）"的排列顺序，从浮到沉依次为：皮、脉、肉、筋、骨，脉位于肉之上，肉位于中央。若按《灵枢》的顺序从浮到沉为：皮、肉、脉、筋、骨。肉位于脉之上，脉位于中央。

这个问题依然是视角不同产生的分歧。《灵枢》的视角是实体的观察，人体实体组织从深层到浅层依次是骨、筋、脉、肉、皮，血脉贯通表里，为中央。《难经》的视角是五行生克，五行之中，筋、脉、肉、皮、骨分别对应木、火、土、金、水，金与火在上，木与水在下，土为中央，故以此视角观察人体由浮到沉的顺序为皮、脉、肉、筋、骨。

《难经》与《灵枢》的脉法很多名词概念是共用的，但内涵是不一样的，因此《难经》的浮沉分部诊法与《灵枢》外表很相似，只有一小点位置的差异，但内涵并不一致，切勿混淆。

如果我们不习惯在阅读不同的经典时转换视角，而是将不同的经典在表象上做串联，很容易产生混乱。读经典不能在表面上做文章，需要深入到思维的层面认同经典，如此才能从表面的矛盾中体会到深层相同的道，这些都是对同一个道的不同观察角度，故可"并行而不相悖"。

或许有读者看过我其他的著作，可能会在本书的"五输穴脉诊方法"与《仲景理法》的"六经脉诊方法"的对比中产生疑惑，认为这两套脉法有矛盾。

举例：《仲景理法》中描述的"六经脉诊方法"："如果脉搏的最有力点位于脉管的中央，就有可能是少阳病、阳明病、厥阴病。"

灵枢理法

如果是少阳、阳明、厥阴这三经病，脉搏的"最有力点"的位置都位于"脉管的中央"，那应该怎么区分出五输穴的位置？

《仲景理法》说脉"最有力点"的位置，只是把"力量"这一个指标作为评测标准来评判脉象。以阳明病为例，阳明病为"胃家实"，即从"脉管的中央"发出一个很实大的力量向外冲击，以抗击邪气。故单从"力量"上来评测，"最有力点"是脉管的中央。

本书"五输穴脉诊方法"，判断气血溜注位置的标准，并非是"力量"，而是正邪相战最明显的"位置"，即大小与力量共同作用产生的感受，是心脏搏起的力量与脉管壁的弹力相裹共同产生的一种感受，是形状感与力量感相合最明显的"位置"。

再做一下对比：阳明病脉搏"最有力点"的位置，在"脉管的中央"。当我们的指力下压到这个位置时，会感受到强度很大的力量。但是这个力量作用在指下的面积较小，故并非脉搏"最明显的位置"。

我们手指在"脉管壁最表层（能够摸到脉搏的位置）到脉管的中央（脉搏中心）"这段区域反复举按，会找到脉搏最盛大的位置，这个位置脉搏大小与力量"最明显"，此为正邪相战的位置，即气血溜注之处。

做学问、辨医理，越严谨则越明晰；临床实用时，越灵活则越能够看得真实细腻。

只要我们在临床中，松柔地感受病人脉搏所反映的正邪相战状况，自然会知道病人当下是以"什么状态"抗击邪气、正邪滞留在"哪个位置"相战，即"六经的状态"与"气血溜注位置"，疑惑自然解开。

还有读者可能会发现：本书与《拨开迷雾学中医2——〈灵枢经〉针灸入门》中很多内容不一致，暂以本书所讲为准，以我最新的著作为准。

我从未停止过对《灵枢》的学习，现在回头看以往对《灵枢》的解释，发现有太多需要修正的观点。读者朋友不必在本书与我之前所出版的书中做过多停留。

我所有的书都只是一个桥梁，这个桥梁很简陋，但是桥梁的另一头《灵枢》确实很精彩的，希望更多的读者能够借助这个桥梁进入到《灵枢》的世界。

《九针十二原》的取穴总纲领

针刺合穴能使表层之气内收进去，针刺井穴能使内里之气外散出来。

合穴与井穴为五输穴的两端：靠近四肢末梢的井穴，针刺后会引导气血向外散；靠近肘膝关节的合穴，针刺后会引起气血向内收。

因此如果想引导气血向外散，需选靠近四肢末梢的位置针刺，石脉与弦脉都反映正邪相争的位置比较深，需要向外散；

如果想引导气血向内收，需选靠近肘膝关节处的位置针刺，毛脉与带脉都反映正邪相争的位置比较浅，需要安抚正气向内收敛而勿外耗。

这就是《九针十二原》所给出的总的治疗原则：

五脏之气已绝于内，而用针者反实其外，是谓重竭。重竭必死，其死也静。治之者，辄反其气，取腋与膺。五脏之气已绝于外，而用针者反实其内，是谓逆厥。逆厥则必死，其死也躁。治之者反取四末。

我们将气血的状态描述在脉诊上，即是说如果脉管比较松软，内里比较空虚，脉搏跳跃得比较高，反映了气浮于外而内里不足，需要针刺靠近胸腹肘膝附近的穴位，需要收敛而勿外散。

如果脉管的紧张度较高，脉搏跳跃不舒展，反映了气郁于内里而外不足，需要针刺靠近四肢末梢附近的穴位，需要外散而勿内收。

以上是用现代物理与数学的语言描述脉象，这种描述可以接近真实的感受，但是如果用这些物理与数学的数据去测量脉管的形状，对于简单的疾病可以，对于复杂的则难以公正测量。学习脉诊最重要的不是记住脉的形状，而是通过这个形状真实地感受到邪气对人体气脉的伤害，是用心去感受。

我们会感受到脉管中的气血像是被冰封住一般出不来的状态；

感受脉中气血像小溪流一样细长的流动状态；

感受气血汇聚膨胀如池塘的状态；

感受气血像是宽大的大河一般行走状态；

灵枢理法

感受气血像是浮萍漂动不能沉入的状态。

当将指下的感觉与水的不同状态类比，自然就会知道病人当下的气血状态。

此时这种难以用语言来描述感觉，如果硬要描述，最佳的描述语言就是用取象比类的方式，用几个字来借代，即用石、弦、钩、代、毛分别代表出、溜、注、行、入。

只要心是灵动的，体会这几个借代的字便可以知道气的各种变化。我用了这么多的文字都难以达到经典五个字描述的准确性，故读者勿过分执着于脉的各种物理数学变化，此为权宜之计所用的语言，要去感受经典的文字，用经典的文字唤起灵动的心。

脉诊小结

人迎气口脉法通过正邪的相争状况，判断病人当下气血偏倾状况；《本枢》的脉法通过气血的溜注状况，判断病人当下气血郁滞的位置，即病位。

找到脉象正邪相争最明显的位置，感受指下正气抗击邪气的状况，正气非常过地抗击邪气为阳明或太阴；正气正好抵抗住邪气为太阳或少阴；正气非常畏缩不敢抗击邪气为少阳或厥阴。

同时感受邪气入侵的深度，随着邪气由表到里，病位依次为皮、肉、脉、筋、骨，针刺五输穴为合、经、输、荥、井。

此为《灵枢》诊脉的两个纲领。

六、原不主时

下面先对基本概念进行一下梳理，否则在理解时容易产生混乱。

经典并不是用学术的语言书写而成，故而经常会有同一个字指代不同的情况。

如果放松下来阅读经典，不在文字上过分苛责，结合上下文自然就会知道这个字的内涵发生了改变。

如《阴阳系日月》篇将左手少阳应甲，右手少阳应己，这种对应法不符合少阳对应东方甲乙木的习惯，对于擅长学术化的头脑很难处理这种矛盾，他们会认为甲应该对应的是代表木的足厥阴肝经。

经典给出的解释很自然："且夫阴阳者，有名而无形，故数之可十，离之可百，散之可千，推之可万，此之谓也。"就是说场景变了，视角变了，概念的内涵也会随视角而变化，但变化不离一定的原则，不会造成混乱。

原，在经典里就有两个不同所指，一是《本输》在六阳经中各多置一个穴位，名为原穴；一是《九针十二原》篇中主治五脏有疾的十二原。这两篇虽都是原穴，但是意义与内涵完全不同，下面一一解读。

《本输》之原穴

肺出于少商，少商者，手大指端内侧也，为井木；溜于鱼际，鱼际者，手鱼也，为荥；注于太渊，太渊，鱼后一寸陷者中也，为俞；行于经渠，经渠，寸口中也，动而不居，为经；入于尺泽，尺泽，肘中之动脉也，为合。手太阴经也。

……

膀胱出于至阴，至阴者，足小指之端也，为井金；溜于通谷，通谷，本节之前外侧也，为荥；注于束骨，束骨，本节之后，陷者中也，为俞；过于京骨，京骨，足外侧大骨之下，为原；行于昆仑，昆仑，在外踝之后，跟骨之上，为经；入于委中，委中，腘中央，为合，委而取之。足太阳经也。

……

（《灵枢·本输》）

《本输》中在描述阳经气血的溜注中，比阴经多一个状态，即所过为原。即是说阳经的气血状态除了出、溜、注、行、入，还有一个状态名为"过"，所过之穴位为原，原穴位于输穴与经穴之间。

"过"，《说文解字》曰："度也。"即是说阳经气血在经过输穴的汇注之后，接下来会经过一个高山，穿流过这个高山之后，才会行走于经穴，这个所经过的高山就是原。"原"，《说文解字》曰："高平曰原，人所登。"此原即是高原之意。

黄帝曰：诸原安合，以致六输？岐伯曰：原独不应五时，以经合之，以应其数，故六六三十六输。

（《灵枢·顺气一日分为四时》）

这里的原穴只有六阳经有，这些原穴都在该经所流经之处的高骨附近。在最高处治疗，相当于对整条经脉施加或减轻压力。补原穴，则出溜注行入皆增加了力量；泻原穴，则出溜注行入皆减弱了力量。这个穴位单独使用不会调整气的出入，而配合其他有出入属性的穴位使用，则增加其他穴位的功用。

举个例子，假设病人在一条阳经所过的筋上有郁滞，气在溜的位置不通，我们针刺荥穴，气血在筋上便会得到疏通，如果再配合原穴，会比单独针荥穴力量增强一倍。就好比是本来一个人在疏通，针刺加上原穴，就多了一个人一起疏通，故原穴的作用为"以应其数"。

再看《终始》篇中，所有的治疗方法都提到"二泻一补"或"二补一泻"，无论是二补还是二泻，都是在阳经，后文说"二"即是"二刺"，代表针刺的穴位数量。即是说对于阳经的补泻要针刺两个穴位，第一个穴位为主时的五输穴，调整气的出溜注行入；第二个穴位为不主时的原穴，增强补泻的力量。

这样我们就清楚了《终始》篇所给出的每一经病的标准治法的三个穴位。阴经与阳经各取一个具有引导气血溜注作用的穴位，这两个穴位是根据气血所处的出溜注行入状态而定，所取穴位的溜注阴经与阳经同。还有一个阳经的原穴，增强阳经补泻的力量，以应数。

接下来看另一种原穴。

《九针十二原》之原穴

五脏有六腑，六腑有十二原，十二原出于四关，四关主治五脏。五脏有疾，当取之十二原。十二原者，五脏之所以禀三百六十五节气味也。五脏有疾也，应出十二原。而原各有所出。明知其原，睹其应，而知五脏之害矣。阳中之少阴，肺也，其原出于太渊，太渊二。阳中之太阳，心也，其原出于大陵，大陵二。阴中之少阳，肝也，其原出于太冲，太冲二。阴中之至阴，脾也，其原出于太白，太白二。阴中之太阴，肾也，其原出于太溪，太溪二。膏之原，出于鸠尾，鸠尾一。肓之原，出于脖胦，脖胦一。凡此十二原者，主治五脏六腑之有疾者也。

（《灵枢·九针十二原》）

《九针十二原》中的原穴是在五阴经与任脉上找到的十二个动脉搏动点。

通过这些搏动点，一方面可以诊断出相应五脏的状况；另一方面当病入五脏时，针刺这些动脉搏动点可以使五脏得到滋养，亦治疗五脏病。

故《九针十二原》这一篇所讲的"原"，同"源"，《说文解字》曰："源，水泉本也。"意为本源、源泉之意。经脉为脏腑提供营养，脏腑为经脉汇集于胸腹腔所成，故经脉为脏腑之根本，脏腑有病自然就当于经脉中治疗。当五脏有病时，我们要找到五脏的根源，根源就是这十二原穴。

《本输》所载六阳经的原穴，为高原之意；《九针十二原》所载十二原，为源泉之意，切勿将二者混谈，造成认识上的混乱。

七、五输穴望诊

黄帝曰：窘乎哉！昭昭之明不可蔽，其不可蔽，不失阴阳也。合而察之，切而验之，见而得之，若清水明镜之不失其形也。五音不彰，五色不明，五脏波荡，若是则内外相袭，若鼓之应桴，响之应声，影之似形。故远者司外揣内，近者司内揣外，是谓阴阳之极，天地之盖，请藏之灵兰之室，弗敢使泄也。

（《灵枢·外揣》）

当土壤出现问题时，生长在土壤之上的树木必然会有所反映。于人体亦然，人体的实体组织靠经脉中的气血滋养，气血就是组织的土壤。当气血出现问题，经脉所过的组织必然会有所反映。这种相应如物体必有影，如敲鼓必出响声，古人云："有诸内必形诸外。"

故如果十二经脉气血都处于清净柔和的状态，则十二经脉所流经的实体组织皆得到滋养，每一寸皮肤肌肉都充满生机，皮肤润泽，肌肉丰满。当某条经脉处于病态时，滋养功能减退，相应的必然经脉所过的皮肤与肌肉失去濡润，我们只要善于观察就能察觉到这个改变。

望诊的关键在于医生的眼神要放松，眼睛松柔地望向四肢经脉所过之处。体会一下"望"字，望与看不同：望是远远地看过去，是松柔的眼神，望的是整体感；看是细细地观察，是集中精神的紧盯，看的是局部细节。看向一群人我们会去记录每一个人的特征；而望向一群人我们会感受这群人的排列方式，人与人之间的疏密程度，人们的活跃程度等。因此看关注的是个体，望关注的是个体之间的关系。

《灵枢》的所有望诊都需要这种松柔的望，都是在望皮肤与皮肤之间的紧张度变化所产生的色泽变化，皮肤与肉之间的紧张度变化产生的起伏变化，这些变化医生越放松望得越清晰。不仅望诊如此，触诊亦是如此，司外揣内的所有诊法皆如此。

五输穴的望诊大体如下：

如果是气血虚所致，穴位会产生凹陷，皮肤松弛，触诊会感觉皮肤下缺乏充盈。

如果是气血相对偏盛，气血在此郁滞，正邪在此处相战，则会有各种不同的表现。

井穴处（骨）

当气血在井穴处郁滞而不得出，在井穴处的皮肤多会出现一个若隐若现的小白点，这个白点不在皮肤表面，而是在皮肤的深层。

如果是热证，井穴处的皮肤会有红晕，这个红晕亦是在皮肤的深层，这个小点或红晕的中心便是穴位所在。

除了井穴的变化，经脉会经过很多骨空。骨空即是骨与骨关节连接处的空隙，骨空是内里气血外出的位置，这些位置会有疼痛或关节变形，触诊关节处会发冷。

荥穴处（筋）

当气血在荥穴处郁滞，溜于此处，在荥穴处的皮肤会比较绷紧，有的会有一小片皮肤颜色变深。

轻轻沿经脉走行的方向在荥穴处前后触诊摸循，触诊手指力量不要太大，摸皮下组织的变化，会摸到皮下有横行的紧张结节。这个结节很肤浅，有的明显、有的若有若无，这个小结节便是穴位所在。

同时在这条经脉走行的肌肉与肌肉或肌肉与骨骼连接的位置，会有许多筋结。这些筋结小的如米粒，大的如小豆，位于肌肉的起止位置。当筋损伤时，在损伤的筋的附近这种筋结会比较容易摸到。

输穴处（脉）

当气血在输穴处郁滞，注于此处，输穴处的皮肤会微微上鼓，轻轻用手指在穴位周围下压触诊，会感觉穴位处有向外的弹力，这个弹力比周围稍大，此处便是穴位所在。

同时沿经脉走行下压触诊，会有许多位置皮下组织紧绷，指下感觉紧张，下压弹力较大。

血脉郁滞严重者会有怒张的血络，其形如经中所言："血脉盛者坚横以赤，上下无常处，小者如针，大者如筋，则而泻之万全也。"（《灵枢·血络论》）

经穴处（肉）

当气血在经穴处郁滞不得行，在经穴处会有肥肉的堆积，望诊皮肤会微微隆起，这个隆起是因为皮下脂肪堆积所致，下按会感觉皮下有一小堆的脂肪堆积。手按着穴位的皮肤上下活动，会感觉皮下黏滞，这个肉堆积之处便是穴位所在。

同时沿经脉走行会有多处肉的堆积不化，这些不化的肉有的成片，有的是一小堆，下按都会感觉指下黏滞不爽。

或者沿经脉走行处上下推动皮肤，会感觉有许多地方的皮与肉粘的比较紧，皮紧贴着肉几乎没有间隙。

合穴处（皮）

当气血在合穴处郁滞不得入，在合穴的皮肤上会有色素沉着，这个色素在皮肤的表层，或者在合穴处会有一小圈区域汗孔较大，腠理闭合不好，触诊会在合穴处有一小圈皮肤较硬，有的皮下有小疙瘩，这个小疙瘩大者如橘核，小者如小米粒，这些便是穴位所在。

同时沿经脉走行会有一些皮肤腠理的改变，或皮下有小的痰核。

四诊合参

气血在五输穴郁滞，正邪在此处相战，五输穴会有共同的表现就是用手按压会产生疼痛，疼痛或酸或麻或木或胀，这种疼痛让人难受，不同于按压正常组织带来的疼痛。

不仅五输穴处会有疼痛，经脉走行的相应病变组织都会有压痛感。这种疼痛是因为正邪相争郁滞不通所致，随着治疗病情缓解，这种疼痛也会缓解。

《灵枢》针灸体系的主体诊断流程是这样的：

通过司内揣外的脉诊直接知道病人内在气血的偏移情况，因为这是最公正客观且最直接地去感受病人内在的气，故"凡将用针必先诊脉"，为诊断之首。

然后通过病人描述不适症状司外揣内，不适症状为气血抗击邪气的外在表现，通过外在表现会得知内在气血的状况。

司外揣内不光依靠病人的描述，还要有医生的观察，即通过经脉的望诊与切诊，来验证通过脉诊与问诊所感受到的病人气血状况。

如此"合而察之"，则诊断清晰明确。

除了这三种主要的诊法，经中还有尺肤诊、五色诊等，明理则用之无惑，本书不展开论述，"知一则为工，知二则为神，知三则神且明矣"（《灵枢·邪气脏腑病形》）。

八、在骨守骨，在筋守筋

手屈而不伸者，其病在筋；伸而不屈者，其病在骨。在骨守骨，在筋守筋。

（《灵枢·终始》）

在《灵枢》中，要针刺哪里是非常明确的，正邪在哪里相战，就要在哪里针刺。

气血在出处郁滞，就针刺这条经脉的井穴，或可以配合经脉所过的病变关节的缝隙；

气血在溜处郁滞，就针刺荥穴，或者可以配合针刺经脉所过有筋结之处；

气血在注处郁滞，就针刺输穴，或者可以配合针刺经脉所过有病变的血络；

气血在行处郁滞，就针刺经穴，或者可以配合针刺经脉所过有肉聚集之处；

气血在入处郁滞，就针刺合穴，或者可以配合针刺经脉所过之处皮下有痰浊颗粒处。

针刺的穴位在同一个层次之中，这样对气血的引导是明确的，《灵枢》言治病当如解结，找到结的位置至关重要。

《素问》有多篇提到如果病在一个层次，在其他层次针刺为针害，会造成医源性损伤。所以《灵枢》的针刺不可以根据症状随意加减腧穴，也不可以以自己的想象配穴，这会使气血分散，难以对气血进行方向性的引导。所有的穴位尽量保证是一个层次的，病在筋就守着治疗筋的穴位针刺，病在骨就守着治疗骨的穴位针刺。

如果只学习《黄帝内经》，以上的这种诊疗思维是很容易建立起来的，思维不会混乱。但现在很多人的针刺思维受了其他书的影响，临证时思路不清晰，尤其是遇到疑难病时针刺选穴总是会乱了方寸。这里并不是说只有经典好其他书不好，不是排斥其他书。任何好的治疗方法或者治疗思维都是可以借鉴的，但不能互相掺和，尤其是在思维层面的掺和只会造成混乱。

比如现在很多人一提到针灸的治法，总会想到"虚则补其母，实则泻其子""井主心下满，荥主身热，俞主体重节痛，经主喘咳寒热，合主逆气而泄"。这些是源于《难经》的医学体系，在该体系指导下这种选穴方法是正确的。《难经》对人体的观察有其独特的视角，也有基于该视角的医学与哲学体系。这个体系对人体的观察、诊断、选穴、针刺手法都有别于《灵枢》，如果临证时用《灵枢》的体系观察思考人体，在治疗的时候混入《难经》的选穴结论，就很容易造成混乱。

还有人会像配伍中药一样配伍穴位，这是把后世方药的思维混入到了《灵枢》的针刺之中。这种对穴位的认识不是在客观地观察人体，某个穴位有什么功效完全是基于经验，为不明理。

如足三里为足阳明胃经的合穴，针刺它会使阳明经气血入于里，能够治疗很多内里阳明经所过之处内里空虚的病症。大家并不去思考足三里是如何引导气血的，却将这些治疗的病症关联起来，给这个穴位定了一个功效，认为针刺这个穴位便有该功效，再基于这个认识去指导临床，这是本末倒置。在末上越走越远，离经典的根就越来越远。

九、矢人与函人

孟子曰：矢人岂不仁于函人哉？矢人唯恐不伤人，函人唯恐伤人。

（《孟子·公孙丑上》）

制作铠甲的人（函人）要比制作弓箭的人（矢人）仁慈，这是古人对工作价值的评判，不同于今人的视角。今人评价一份工作是否有价值，主要看这个工作能带来多大的社会财富。而古人评价一份工作是否有价值，主要的出发点在于工作时的内心状态。

如果一个人工作时想着去征战伤人，那就不是古人理想的工作。如果工作时想着千万不要伤人，那就是古人认为高尚的工作。即对于工作今人是以结果为导向作为评价，而古人是以发起心时是否依于仁的出发点作为评价。

矢人工作时想着我要制作一支锋利无比的箭，可以射穿敌人，这时心是狠的。以狠的心发起的方向是要将敌人消灭，这种心不仅是想消灭敌人，也会想要消灭困难，甚至想要消灭一切不如意的事。在这个心态的指引下，人们只想要获得消灭敌人的快感，只想消灭表象，不会深入思考敌人、困难、不如意事出现的原因，不会反求诸己。所以所得到的只是快感，并没有深入去觉察客体出现的始末，不会体察客观规律的运行法则，不会顺应规律从根源解决问题，也就没有古人所说的源自于道的智慧。

函人工作时想着千万不能让穿上铠甲的人受伤，这时心中充满了慈悲的关爱，心是依于仁的。依于仁地工作时心会沉潜下来，以柔和的心去保护工作的对象，使其能够在各种危害中不受伤害。这需要心思一直细腻深入到每一种危害之中，了解各种危害的始末，不停地深入以找寻问题出现最根源原因，以及最根源之中各个因素的变化规律。在这个过程中心思越来越细腻真实，心也越来越得到仁的滋养，同时自然也会生起看清问题本质的智慧。故孔子曰："里仁为美，择不处仁，焉得智"。

同为医者，有人以矢人的心态为医，有人以函人的心态为医，心态不同，其为医也极为不同。

矢人的心态为医，总想着去病，总是把导致疾病的因素简单归为某一个原因，认为这个原因就是病，去掉病就是健康。会采用消灭敌人的心态去治疗疾病，选择治疗手段时唯恐杀敌不尽，其结果往往伤敌很轻伤己很重，甚至视友为敌新增损伤。这是以恨病的心态为医，非真正中医当有的心态。

函人的心态为医，会时时想着千万别伤人，尤其是医生的治疗方法千万别伤人。因为怕伤人，所以会深入体会各种病变是如何伤人的，病变是如何起，如何引起人的痛苦，如何会加重或减轻痛苦，疾病与人体在纠缠过程中的变化规律，治疗如何引导会更接近根源处，如何以微小的力量引导而产生大而有益的改变。所选的治疗会以柔和的引导方法为主，尽量避免砍杀，迫不得已的砍杀也反复斟酌务求精准。这是以仁爱的心态为医，为真正中医当有的心态。古人曰"医乃仁术"，诚如所言。

对于内心不仁不智的人，《灵枢》与他是不相合的。如果不改变内

灵枢理法

心的状态是没办法装进《灵枢》的针灸体系的。古人认为求学最重要的就是找到仁，依于仁去求学，相关智慧自得。《灵枢》就是古代圣人依于仁观察人体所找到的人体最根源的规律，只要我们依于仁读经，依于仁行医，自然便会与《灵枢》的智慧相合，自然会成为明医。

第五章

明于调气

一、一其形

睹其色，察其目，知其散复。一其形，听其动静，知其邪正。

（《灵枢·九针十二原》）

　　《九针十二原》是整个《灵枢》的纲领，这些纲领性的文字对于初次阅读者来说往往会有不知所云的感觉。不过随着学习的不断深入，思维会慢慢发生转变，再读这一章时，每段文字都会让我们在内心产生共鸣，让我们觉得经典更加亲切，临床时会更加清楚明白。

　　学习到这里一定要用临床来检验自己，检验的重点不是关注临床效果的反馈，而是检视自己在临床过程中思维习惯的转化。可以通过以下两方面来检验：一是在临证的过程是否放松；二是心是否充满了感知。

　　在临证时医生处于紧张状态，容易将人体物质化，注意力会随着病人的不适跑来跑去，关注点一直在转移。当病人描述头疼时，会将大部分的注意力集中在病人的头部，当病人描述其他不适的位置时，注意力又会跑到新的位置。不停转移注意力，目的只有一个——在某个位置找到具体的病变。这个具体病变有的是西医名称，有的是中医的概念描述。以寻找实体病变为目的在病人身体的各处搜寻，这种状态的思维是紧张的。

　　如果医生在临证时是昏沉的，就不会去寻找病人的症结所在，而是会根据经验直接给出治疗方案，如有的病人刚说腹痛，就不假思索地针刺足三里，甚至很多医生已经将治疗套路化，一提某处不舒服，一套对应的治疗方案随之而出。这种在不明机理的情况下就定出治疗方案的医生，他的状态是昏沉的。

紧张与昏沉的状态，都是没有心的启动，都是不放松的，但在临床上却是很多医生常有的状态，这种状态不通过静心反思难以觉察。

一其形，即将病人视作一个整体性的存在来思考他的痛苦。

当医生处于放松状态时，不是跟着病人的描述在找病，只是在安静与放松中去感知，感知病人的痛苦，这时疾病的内在病机会自然显现。医生只要放松下来，疾病外在的实体改变在他的眼中不会很明显，他的关注点自然会被病人的面色与眼神所吸引，面部所呈现的光泽、眼中所蕴藏的神态，这些都是病人内在气的呈现。在安静的状态下去感知，病人内在气血的状态会很自然明显地呈现，医生不可能错失掉。

在习惯物质化的思维里眼睛就是眼睛，是一个普通的人体器官，是由各种细胞等物质组建而成。但在古人的思维里却不这样看，孟子曰："存乎人者，莫良于眸子，眸子不能掩其恶，胸中正，则眸子了焉；胸中不正，则眸子眊焉。听其言也，观其眸子，人焉廋哉？"古人在放松状态下的生活观察中，发现眼睛就像人体的一扇窗，通过眼睛能看到隐藏起来的内心世界的善恶。同样在医学临床上，只要静下心来望向病人的双眸，病人内在的气血散复状况便清晰地呈现在医生的内心之中。如果病人气血的修复能力强，病轻易愈，眼神就有神；如果气血修复能力差，病重难愈，眼神就涣散。对眼神的感知，不需要努力盯着病人的眼睛去看，不需要在眼睛的瞳孔、白睛等处找寻，只需要医生放松下来。这不需要任何人教授，我们本能就知道，这是心所具有的觉知，是良知，是我们不可能丢失的能力。

看眼睛如此，面色亦是如此，不需要紧盯着病人的面部，只需要放松下来感觉，就知道病人的面色是否有滋养的生气。面色有光泽，气血修复力强；面色晦暗无光泽，气血修复力差。

当面对病人时，不要急着去问诊，去记录不适，去找病位，医生先要放松下来，心自然会去感受病人的眼神与面色，这是很自然的且不

灵枢理法

费力的，甚至有时候比无视病人的眼神与面色要更省力一些。这种心的感知很难用语言表达，也很难描述清楚，但可以很确定的是在放松状态下，我们就是知道。

接下来就是聆听病人对不适的描述。在聆听病人描述时既不紧张也不昏沉的关键就是"一其形"。所谓"一其形"，就是始终将病人视作一个整体性的存在来思考他的痛苦。病人描述的痛苦往往是局部性的，大部分情况下病人会描述某个部位不适。如果我们像记笔记一样在脑中或者纸上记录病人局部的不适，此时的思维就离开了一其形。

若引导病人描述这个部位具体不适的感觉，让病人描述痛苦的感觉像什么，怎样更痛苦，怎样会舒服，这时的思维是在考虑整体的气血受到了怎样的困阻，整体的气血想要怎样。整个临床过程始终关注的是病人的整体，而这个整体并非实体，而是整体的气血。

只要没有离开病人的整体气血，此时的思考就不是在逻辑推理，也不是在忙于记录病情，而是始终在用心感受病人的痛苦。此时的状态是放松的，并且心是启动的充满感知的，听病人描述，注意力不会紧紧地盯着病人描述痛苦的语言，而是会关注病人以什么语气及情绪说出这些话，病人描述痛苦时的肢体动作，这些所反映的气的真实性与具体性远胜于语言文字。同样的一个症状，以不同的语气表达所反映的内在机理可能截然相反。

举个例子：病人描述乏力与身重，余无所苦。

我们知道痰湿较重的人会表现出乏力与身重，气虚之人也会有同样的表现。如何区分这两者？

理论上可以说痰湿重的人是因身重导致乏力，故身重多于乏力；气虚之人因乏力而感觉身重，乏力多于身重。虽然理论上可以说得清楚，但在临床上大多数病人很难分清楚身重与乏力的先后顺序，也难以公正地比较两个感觉哪个更严重。

但是医生只要放松下来听病人以什么样的语气与情绪描述，就会很容易区分。

痰湿较重之人描述症状时的语气一定是沉重的，声音会在胸腔与喉咙处发出闷重的轰鸣感，如牛鸣叫一般，描述所苦时情绪虽有所压抑但主体是挣扎欲解。

气虚之人描述症状时的语气一定是轻轻的，声音没有根，即使很用力地说话我们听到的感觉依然是声音从舌头与牙齿处发出，如蚊子鸣叫一般，描述所苦时情绪是无奈的，以愁苦为主，只有烦躁而没有挣扎。

用语言很难准确表达无形象的气的状态，但可以体会一下一个负重前行的人与一个几天没吃饭的人的说话状态：负重前行的人的状态就如同痰湿较重，几天没吃饭的人就如同气虚，体认到这两种状态气的差异，临床自会无惑。

上面为了说清楚权宜运用了后世的气虚、痰湿等概念，这些概念并非经典所有，为后世的延伸，只为了说明道理，得意忘言，勿在概念处深究。

人的声音是伴随呼吸在呼气的过程中发生的，是气冲击咽喉处所产生的，发出的声音语言为最后的结果。医生要关注的不是语言，而是病人以什么样的气发出这段语音。语言文字可以说谎，但气是真实的人体反映，不会说谎。语言文字可以隐藏信息，气在内在状态的表达上则无所隐藏。故"听其动静，知其邪正"，听的重点是气的动静，而非语言。

只要在临证的过程能够放松下来，此时心自然充满感知，自然会注意病人的眼神、面色、神情、说话语气，不需要其他知识自然就知道病人气的大体情况，而知识是用来表达这个感受的。如果是紧张的状态，就会死守知识去套病情，会用知识解释疾病、归类疾病，这样病人的不适表现就会被贴上标签，而医生并没有真实地感知到病人的气，却给表象下了一个诊断，这样知识就蒙蔽了感知，就不能"一其形"。

古人说耳聪目明，所谓耳聪非听觉敏锐，而是要用心去倾听，目明非视力好，而是要用心去明察。医生当时刻保持耳聪目明，临床中始终保持放松，并让心充满觉知。

二、粗守关，上守机

《九针十二原》曰："刺之微，在速迟，粗守关，上守机。"

灵枢理法

《小针解》曰："粗守关者，守四肢而不知血气正邪之往来也。上守机者，知守气也。"

在经典中粗工与上工的标志性区别有两点：一是粗守形，上守神；二是粗守关，上守机。守形与守神是说医生的诊断，守关与守机是说医生的治疗，针刺能否取得好的疗效的关键是能否做到守机。

何谓守机？谈论守机还是要从对疾病的深入观察说起。

假设一个场景：整齐地摆放着桌椅的教室，闯入了一个愤怒的醉汉，他在教室里疯狂打砸。桌椅板凳与教室内的其他物品被砸得凌乱无序，如果醉汉一直这样砸下去，可知最终的结果。这时候如果想要让教室恢复整齐，应该做的不是摆放桌椅，而是抓住醉汉将其请出教室。

同样人体得病也是如此。当愤怒的情绪起来的时候，会感觉到心口郁住了一口气，这口气让我们愤怒，控制我们的行为，严重时会让我们发出打骂的行为；当沮丧的情绪起来的时候，会感觉心口有一股悲凉之气涌出，这股气会无法控制地布散全身，让我们瘫软无力，陷入懈怠；当身体某一处受寒时，一股气会聚集于受寒之处，或让局部发热，或让局部拘紧，甚至会牵扯到全身。无论内伤、外感皆是如此，是一股不平之气造成人体的损伤，一定要用冷静的头脑反复思辨，看是不是人体的损伤是结果，而这股不平的气是原因。

有人生气之后会胃痛，如果我们保持天真的状态就会将这个病描述为肝气犯胃，而不是描述为胃炎，治疗也应该是针对这股愤怒之气，而不是在胃的局部抗炎。有人受寒后腰痛，我们保持天真的状态会描述为寒邪外袭，而不是描述为腰椎间盘突出，治疗的对象也应该是这股寒气，而不是在腰的局部止痛。当然以上说的是通常情况，急症时，胃部或腰部损伤过重，需要先保护好局部，急则治其标，待病情稳定再治其气之本。

以上所举的胃痛与腰痛这种单一的疾病虽在临床较为常见，然而更常见的是一股不平的气导致人体多器官、多部位病变，此时如果在多部位、多器官治疗效果会非常差，而使气平复下来是唯一真正有效的治疗。

"是故上工之取气，乃救其萌芽，下工守其已成，因败其形。"（《官能》）即上工之所以能取得好的疗效，是因为治疗守的是无形之气，此气不平则形体之病难安，且平气的治疗用力小，很小的刺激就会有很大的成效。下工之所以疗效不好，是因为治疗守的是有形的病变形体，针刺刺激病变形体。如果用较粗的针刺，或者较重的刺激手法，这个刺激本身就对人体有损伤，而且有很大可能会造成更严重的损伤，同时气的病根未除，疾病怎得康复？故上工守无形之气，下工守有形的形体。

上守机，就是在针刺的过程中抓住这股不平的气，就如抓住搞破坏的醉汉一般，抓住不放，将气平复。"上守机者，知守气也"，即用针找到这股气，此为得气，得气之后不要再离开，要一直守住这股气，"针以得气，密意守气勿失也"。机，《说文解字》曰："主发谓之机。"原指弓弩的发射扣扳，后延伸为一切主发射的关键点都是机。只要将醉汉请出教室，教室内的所有物品皆可以保全，只要将不平的气平复，这条经脉的所有病症也都可以修复，因此抓住这股气是触发整条经脉愈合的关键，这股气就是扳机点。

扳机的扣动方式不同，也就有了不同的针刺手法。下面谈论经典中的针刺手法，虽然手法的具体操作很重要，但更重要的是要明白在这个过程中如何守机。

三、针刺前的准备工作

凡刺之禁：新内勿刺，新刺勿内；已醉勿刺，已刺勿醉；新怒勿刺，已刺勿怒；新劳勿刺，已刺勿劳；已饱勿刺，已刺勿饱；已饥勿刺，已刺勿饥；已渴勿刺，已刺勿渴；大惊大恐，必定其气乃刺之。乘车来者，卧而休之，如食顷乃刺之。步行来者，坐而休之，如行十里顷乃刺之。凡此十二禁者，其脉乱气散，逆其营卫，经气不次，因而刺之，则阳病入于阴，阴病出为阳，则邪气复生。粗工勿察，是谓伐身，形体淫泺，乃消脑髓，津液不化，脱其五味，是谓失气也。

（《灵枢·终始》）

针刺就是古人的手术,现在人的手术用的是刀,古人的手术用的是针,现在人的手术要精准到病变实体,古人的手术要精准到不平的气。

既然是手术,术前的准备工作是很重要的,在病人的气没有安静下来之前,不能对病人实施针刺。一定不能在病人的气还没有准备好之前就草率针刺,否则会使病人的病情加重。

在确定病人没有以上《终始》篇所提的禁忌后,仍需帮助病人调整体位,既要暴露需要针刺的部位,又要使整个身体保持放松。只有身体肌肉整体放松,病人的精神才能放松,针刺才能引导病人的气血。

我的习惯是一般调整病人的体位为平躺或俯卧,具体体位视穴位而定,这种体位病人容易放松,医生施术也方便。

针刺穴位之前需要调整局部的位置,以方便取穴。经脉穴位都位于肌肉的缝隙之中,故调整局部姿势以找到缝隙是必须的。五输穴位于四肢,针刺这些穴位之前,用手指在穴位周围切寻,并活动穴位周围的骨关节,找到一个穴位处的缝隙最明显的姿势,这个姿势要求局部是放松的且缝隙明显,这样才能疏通这个位置的气血。

调整局部姿势的目的既是要保持局部经脉的畅通,同时又要保证针刺"无与肉果",针刺经穴尽量避免刺到肌肉之上,"必中气穴,无中肉节,中气穴则针游于巷,中肉节即皮肤痛"。如果不可避免需要穿过肌肉,也要通过调整体位,让针尽可能少的穿过肌肉而直达气穴。需要分清楚的是如果是针刺治疗局部形体肌肉病,可以针刺在肌肉之上,但针刺五输穴一定要避开肌肉。

四、《素问》呼吸补泻

帝曰:余闻补泻,未得其意。岐伯曰:泻必用方,方者,以气方盛也,以月方满也,以日方温也,以身方定也,以息方吸而内针,乃复候其方吸而转针,乃复候其方呼而徐引针,故曰泻必用方,其气而行焉。补必用员,员者行也,行者,移也。刺必中其荣,复以吸排针也。故员与方，非针也。

（《素问·八正神明论》）

吸则内针，无令气忤。静以久留，无令邪布。吸则转针，以得气为故。候呼引针，呼尽乃去，大气皆出，故命曰泻。帝曰：不足者补之，奈何？岐伯曰：必先扪而循之，切而散之，推而按之，弹而怒之，抓而下之，通而取之，外引其门，以闭其神。呼尽内针，静以久留，以气至为故，如待所贵，不知日暮。其气以至，适而自护，候吸引针，气不得出，各在其处，推阖其门，令神气存，大气留止，故命曰补。

（《素问·离合真邪论》）

《素问》曰"泻必用方，补必用员"；《灵枢》曰"泻必用员""补必用方"。这两本经典针刺补泻的核心原则居然截然相反，这可不是小的混乱，是从根源处的相反。

那么究竟哪本经典的认识是正确的呢？《素问》的作者很坚定地认为自己是正确的，作者在该篇的最后说："《三部九候》为之原，《九针》之论不必存也。"《九针》即是《灵枢》，这个话很明确地表明他自己是源于正本的，《灵枢》是不值得学习的。我相信《灵枢》的作者也一定坚信自己是正确的，而且保证源于正本。

大家知道，《素问》与《灵枢》是两本独立的经典，是后人将这两本经典合为一本，名为《黄帝内经》。这两本经典都是在同一个大背景下产生的，有其相通性，同时又各自独立，很多那个时代共用的概念、名词两本书的解释完全不同。

我们不必站在支持一方反对一方的立场来对待这些不同，而应当谦虚认真地深入研究每一种观点，去体会内在所蕴含的道理。这些经典虽然在表面上概念不同，甚至在表面上用相反的话语表达，但内在的道理却是没有矛盾的，是可以互通的，都是对最核心的自然规律与人体规律的阐释。

首先在《素问》中否定了当时存在的一种对方与员的粗浅认识，说方与员不是针具的形状，也并不是泻法用有棱角的方形针具，补法用没有棱角的圆润针具。欲明了《素问》理解的方与员，我们下面就来讲讲整个针刺补泻的操作流程。

《素问》泻法

先做好进针的准备，找准穴位将针竖直立于皮肤表面。注意病人胸廓或者腹腔的运动，以知道病人的呼吸情况。

待病人刚开始吸气时，手指持针下按破皮。这个下按一定不要用爆发力，而是缓缓地下按。这样不会惊吓到气使气慌乱，即"无令气忤"。

针尖穿透皮肤后，仍要注视着病人的呼吸。在病人吸气的时候缓慢下按针，让针深入，呼气的时候停止下按。下次吸气时继续缓缓下按。

待针尖深入抵达穴位处后稍停，待病人再次吸气时微微转针，呼气时静止不动。

每个吸气都转针，呼气时静止。如此反复操作，直到得气后停止操作。

等待病人呼气时缓缓退针，呼气结束同时将针拔出。

不要用手按压针孔，如果有出血可以轻轻用棉球擦拭。

"吸则转针"的操作要求转针幅度不可过大，转针的速度亦不可过快，朝一个方向转针。

泻法的目的是行气，让滞留的气血动起来，同时又不能使气过动而耗气，也不能使气乱动而逆乱。

让气动起来是为了使无序的气血恢复有序，我习惯的操作是病人吸气时缓缓微弱地转针，转针不超过180°。一个吸气的时间转动这么小的幅度，转针的速度非常缓慢，这个微小的搅动就会使无形的气产生非常大的流动。

"知机之道者，不可挂以发，不知机道，叩之不发"，守机之道是顺着气血运行而行手法，不需要很大的力，甚至比头发还轻的力就可以使气血运转。

不知守机之道，无论在穴位处用多么重的手法提插捻转，病人感觉非常痛苦了，但气血却未得到运转，甚至会耗伤气血。

《素问》补法

找到穴位时先在穴位处用指甲切一下皮肤，在皮肤处形成掐痕，这样做的目的是让局部神经对针刺的反应迟钝，这样针就可以悄无声息地穿过。

医者右手持针，左手在离穴位稍远的地方轻推或轻挠皮肤，这样会让病人的注意力被左手的动作吸引，不会注意到针的进入，"外引其门，以闭其神"。

注视病人胸腹的运动，待病人呼气的尾端时将针缓缓刺入。

刺入后待病人呼气时继续针刺深入，到达穴位深度后安静停留，既不下按也不上提，也不要做任何捻转，就像一只蚊子叮在那里一样，只是安静地等待。

直到得气后，待病人吸气时快速将针拔出，并迅速用棉球按压穴位。

补法的关键是安静，一定要安静。针刺透皮时如果病人感觉到疼痛，就不可继续深入，需要将针在表层停留一会儿，直到病人的气完全安静下来才可以深入。

针刺不痛的方法

很多人或有疑问，慢慢进针病人是否会刺痛难忍？

在我刚开始针灸学习时，我一直认为针刺穿透皮肤速度越快病人越不痛。所以我练习了各种快速进针的针刺方法，也练到了可以快速透皮的针刺技术。只要速度够快确实可以减轻病人针刺的痛苦。

后来我无意中发现其实不需要这么费劲，这种提升针刺速度的训练太费精力且收效甚微。其实针刺不痛的方法很简单，只要如《灵枢》所言"正指直刺"，病人就不痛。

所谓正指直刺，就是针刺下按的方向要与皮肤表面垂直，且针体也必须保持竖直的方向。

针刺时手握针柄向针尖方向施加下压力，这个下压力不能歪曲，力线就是针体的延长线。且这个延长线垂直皮肤进入，不要发生任何偏移，做到这点针刺就不痛。

灵枢理法

针刺是否疼痛的诀窍在于此，而非速度，"持针之道，坚者为宝，正指直刺，无针左右。"（《灵枢·九针十二原》）

自然呼吸

需要注意的是呼吸补泻要以自然呼吸为前提，要静静等待病人自然呼吸，候准时机针刺，不可以让病人配合针刺而调整呼吸。

我在教学中曾看到学生为了省事，让病人配合指令呼吸，这样他就可以很容易不慌乱地完成针刺手法了，这个操作就本末倒置了。医生的针刺手法是否完成得完美并不是目的，目的是要让病人的气得到调整。

针刺的过程中不需要一直用眼盯着针，而是感觉一直与针在一起，眼睛只需要偶尔扫一眼针，目光主要注视着病人的呼吸与眼神，从容完成整个手法过程是没有难度的。

五、《素问》针刺得气

帝曰：候气奈何？岐伯曰：夫邪去络，入于经也，舍于血脉之中，其寒温未相得，如涌波之起也，时来时去，故不常在。故曰：方其来也，必按而止之，止而取之，无逢其冲而泻之。真气者，经气也，经气太虚，故曰其来不可逢，此之谓也。故曰：候邪不审，大气已过，泻之则真气脱，脱则不复，邪气复至，而病益蓄。故曰其往不可追，此之谓也。不可挂以发者，待邪之至时而发针泻矣。若先若后者，血气已虚，其病不可下。故曰：知其可取如发机，不知其取如扣椎。故曰：知机道者不可挂以发，不知机者扣之不发，此之谓也。

（《素问·离合真邪论》）

学习经典很重要的功课，就是重新审视我们脑中存储的一些基本概念。对很多概念的认识产生偏差就会导致对经文的理解产生偏差，继而会影响疗效。

得气，在很多人的认识里就是针刺时病人酸麻胀痛的感觉，或者将刺激神经产生放电的现象解释成得气，这些都是不合经意的。

如果以这个解释放入经文中去理解上下文的意思，就会感觉莫名其妙，因此这个定义是错的。

以理分析，我们感受不到十二经脉之中气血的运行，气血是无形的，经脉之气血运行是极细微的。因此在用针与经脉气血相接触时，人体也不会发生剧烈的酸麻胀痛等反应。

得气是医者感受到针下"清净而微"的变化。

柔和的真气与针相感的反应当是柔和若有若无的。通过大幅度提插捻转刺激产生的感觉就是神经的反应，不是人体气血的反应，这种用针刺激神经的治疗属于"粗守关"的针刺。

经言："机之动，不离其空，空中之机，清净而微。"上守机的针刺得气，是在描述医者感受到的针下"清净而微"的变化。因为这个变化很微细，所以针刺前的闭户塞牖等静心准备工作是必须的。这个静心不仅要求病人，应该更严格地要求医生，只有环境安静、病人安静、医生内心安静，才能够体会到针下微细的变化。

持针的方法

在安静的前提下，还需要注意的一点是持针的方法。因为我们要感受针下的感觉，因此要用手指的末梢轻轻抓住针柄。具体持针的姿势依个人习惯，得心应手便可，只需保证针体是直立，且在下压的过程中手指能感受从针尖下方传导而来的感觉变化。

握针时的力量不可过大，过于用力会阻断指下的感觉，只需轻轻抓住，保证下压时针不脱落即可。粗鲁的持针方法是紧握针柄，我们在握针时要如拈花一般，初开的花瓣柔嫩细软，将花瓣从花朵中摘下，要轻柔地拈住花瓣，小心翼翼唯恐伤害到花瓣，缓缓用力将花瓣摘下。持针亦是如此，持针时要轻柔并充满关爱，始终保持不忍人之心，如此则会在针刺过程中很轻松地感受到针下的微细感觉变化。

接下来我们描述一下针刺补泻过程中针下的感觉变化，以及出现这些感觉时针刺操作的注意事项。

《素问》泻法之得气

针尖穿破皮肤后，会感觉针下有一团力量裹住针，这个力量会使针

灵枢理法

尖继续深入产生阻滞感。

这时候要谨慎地与阻滞感互动，不能让阻滞感消失。

这个阻滞感会在病人吸气时更明显，因此要在吸气时稍稍下按针。

若下按时用力过猛速度过快，这个阻滞感就会消失；或下按时机不对，在病人呼气时下按，这个阻滞感也会消失。

要边下按边守护这个感觉，直到抵达穴位的深度。

此时更需要小心地呵护，在病人吸气时稍微转针，转针不能过快或幅度过大甩开了阻滞的感觉，而是缓而微的转动使这个力量运行开。

慢慢几个呼吸后，阻滞的力量慢慢松开，针下会出来另一种感觉，像一个微小的水波在针下波动一样的感觉。这个波动很柔和，若有若无，亦或是感觉针下有微弱的气流汇聚，就如小溪水一般柔和地汇聚于针下，出现这个感觉为得气。

得气后停止转针的泻法操作，待呼气时将针缓缓拔出。

下面分析一下这个感觉变化的过程：

人在吸气时，最明显的人体变化是膈肌与肋间肌收缩，胸廓扩大，空气进入。

我们进一步细微地观察，吸气时不仅只有两块肌肉收缩，牵一发则动全身，全身所有肌肉都一起协同收紧，甚至每个皮肤腠理都会收紧。

因此只要针尖穿透皮肤时没有打扰到局部，就会在针尖处感受到这个收紧产生的阻滞力，这个力量非常微细，我们甚至不能称之为力，故古人称之为气。

人体越健康，人体的表层越柔韧有弹力，这个力量就越微小，甚至微小到难以感知。如果这条经脉被邪气入侵而变实，则表层的力量就会增大，正邪相战越剧烈这个力量越大，故这个力的感觉就是邪气。

"静以久留，无令邪布"，就是把气聚于针下。只要感觉到针下的气，就说明我们抓住了邪气。慢慢引着邪气，把表、中、里的邪气都聚到针下。

再通过"吸则转针"的手法，将邪气运行开。吸气时不仅是胸腔进入气体，全身的每一个细胞都有生气进入。吸气时转针，就是在正气增多的时候让气动起来，将滞留不通的邪气运化开。

人体内之气无好坏正邪之分，滞留不通则为邪，运通开则为正。邪气化开之后，人体真气就会涌出，此为人体修复之气，得此气为得气，这个气非常珍贵，不可再转动针以免伤着真气，待呼气时缓缓将针拔出。

将一块石头投入水中会产生涟漪，这个涟漪就会干扰整体的水波纹。针刺亦是如此，如果针刺时疼痛，此时针刺的局部就会产生干扰整体水波的力量，此为"气忤"。"吸则内针，无令气忤"，一旦产生气忤，我们就感受不到针下的阻滞感，此时针未与体内邪气相感，不可深入。将针稍微外提，停留几个呼吸，待气忤的力量消失针下出现气聚的感觉再深入，如果始终没有气聚的感觉则需要重新针刺。

针刺泻法的四个关键步骤：

1. 吸则内针，无令气忤。即是要求针刺要顺着人的吸气进入，且不能因为这个进入忤逆了正常流动的经气。

2. 静以久留，无令邪布。即是要求针刺进入的过程要慢一些，柔和一些，要让邪气聚于针下，不要让邪气散开。

3. 吸则转针，以得气为故。即是要在吸气的时候顺着正在膨胀的正气将邪气驱散开，以复真气。

4. 候呼引针，呼尽乃去。即是顺着呼气人体内正气减少的时候拔针，这样邪气得去，正气独留。

《素问》补法之得气

针刺前对穴位处皮肤掐揉，针刺时左手"外引其门"，呼气时人体全身肌肉放松。

在针前做好以上这些准备，在恰当的时机下针，使守卫的神离开不与针反应，故针尖穿破皮肤后针下没有阻滞的感觉，是非常空松顺滑的。

慢慢顺着人体呼气，悄悄将针深入到穴位的深度，这个过程要像间谍般秘密潜入。到达穴位深度后，静静地待在那里。

待病人几个呼吸之后，针尖下边会传来真气到来的感觉，微弱的气

灵枢理法

流从针下流过，将针轻轻绵绵地上托。这个力量很微弱，有时是突然出现，有时是很微弱的气流慢慢聚合于针下的感觉，此为得气。

得气后更要保持安静，不要动针，动针则来之不易的气便会散掉。

安静地守护这个气，会感觉这个气随着呼吸逐渐越聚越多，这个增多也不会是如邪气般的感觉，始终是清净而微的感觉，是在微弱之中能感觉到增多。

几个呼吸后气慢慢会稳定下来，此时便可等待时机拔针。待吸气时快速将针拔出，并迅速按压针孔。

在补法的操作过程中，如果针尖穿破皮肤有阻滞感，说明有邪气在抵抗，或者是因为进针的时机没有把握好，或者是选择错了经脉，此时需拔出针重新针刺。

如果每次针入都有邪气抵抗，则需重新辨证，很有可能针刺的经脉当下不是正气虚的状态。

针刺补法的四个关键步骤：

1. 外引其门，以闭其神。即针刺前要做好闭神的工作，让人体气血不会视针体为邪气而发起反抗，也不去干扰到经脉的气血。

2. 呼尽内针。即是进针的时机要选在正气减少的时候，此时正气正在减少不会去抗击针体，针可以秘密地潜入。

3. 静以久留，如待所贵。听说尊贵的客人今天要来，古人会在门外以恭敬的心情静静地等待。无论客人来的早晚，都充满期待且保持恭敬地等待，这就是留针时医生的状态，要静静地等待。

4. 经气已至，适其自护。经气刚开始到的比较虚弱的时候，不要着急，再恭敬地等待，待稳定下来且不再增多为止。

5. 候吸引针，推阖其门。待病人吸气的时候，快速将针拔出，并迅速按压针孔，这样就把聚合起来的真气存于穴位处。

小结

补法与泻法所得的真气是一致的，都是真气恢复的表现。真气的特点是"其来不可逢，其往不可追"。

补法操作时，由于经脉虚损的情况不同，真气的来至也不知其期，有人很快就得气，有人许久才能得气。没得气之前不能动针，更不能拔针，否则前面的等待功亏一篑，就如同不知日暮地等待，故其来不可逢。

泻法时只要邪气散，真气必来复，得气不可再转针，再转针则泻真气。一旦泻了真气，真气弱则邪气必来复，针下会再度出现邪气的感觉，故其往不可追。

《素问》解读的"泻必用方"，方是指盛大的意思。整个操作的过程要在人体气血开始壮大的时候进行，这样气足，才能使气动起来；"补必用员"，员是指移开的意思，把所有表层的气血都移开，针才能直达经脉，引出真气。

这个补泻手法描述起来复杂，其实操作起来很容易。先熟记针刺操作要点，在心中反复模拟操作过程，然后就可以在人体上操作。刚开始操作难免慌乱，甚至找不到得气感，只要把重点的步骤完成，大多会有好的疗效。因为只要针刺的时机掌握好，大部分情况自然都会得气，只是医者没有感知到。待操作熟练后，针刺时可以专心于指下的感觉，便可很轻松地感受得气了。

六、《灵枢》徐急补泻

凡刺之属，三刺至谷气，邪僻妄合，阴阳易居，逆顺相反，沉浮异处，四时不得，稽留淫泆，须针而去。故一刺则阳邪出，再刺则阴邪出，三刺则谷气至，谷气至而止。所谓谷气至者，已补而实，已泻而虚，故以知谷气至也。邪气独去者，阴与阳未能调而病知愈也。故曰：补则实，泻则虚，痛虽不随针减，病必衰去矣。

（《灵枢·终始》）

所谓三刺则谷气出者，先浅刺绝皮，以出阳邪；再刺则阴邪出者，少益深，绝皮致肌肉，未入分肉间也；已入分肉之间，则谷气出。故《刺法》曰：始刺浅之，以逐邪气，而来血气；后刺深之，以致阴气之邪；最后刺极深之，以下谷气。此之谓也。

（《灵枢·官针》）

《灵枢》的针刺并不采用呼吸补泻法，而是三刺至谷气的针法。

三刺，顾名思义就是分三次刺入，即要在同一个穴位行三次手法，才能完成补泻。

先浅浅刺入，针尖穿破皮肤后停止，得气，行补泻；再稍微深入一些，针尖抵达皮肤之内分肉之外停止，得气，行补泻；再深入，刺入到分肉之间，此为经脉流行的深度，得气，拔针。

下面我们从气的角度观察邪气对人体造成的改变：在没有感受到邪气的时候，气血在经脉中柔顺地运行着。当邪气入侵，会在经脉的最外层造成一个损伤，损伤越重有形的改变越重。

摸脉就是通过外层脉管壁的形状感来判断邪气的损伤状况，通过血流的搏动感判断正气情况。由此可知，邪气在表层，正气在深层。

下面分析一下从表到里的气血状况：最表层为外邪造成的损伤与正气对抗这个损伤的纠缠状态；稍微往里一些是鼓动起来的正气；最深层次是正气力量的源头。

最表层的气血遇到邪气后及时精准地反应，将有邪气损伤的地方裹住，直接相战，不许邪气深入；稍深层的气血鼓动起来，为表层的相战提供力量；最深层次的气血如定海神针一般，稳住鼓动起来的气血，既给鼓动的气血提供力量，同时如果气血鼓动过激又能稳住气血。

比如敌人用拳打我，我抓住了敌人的拳头，以我为中心看：最外层的手抓住了敌人的拳头；中间的胳膊给手以一定方向与大小的力量；腰身作为最核心的根源如如不动，为胳膊提供源动力。最外层的手抓住外敌、中间胳膊的力量、最深层稳重的力量，三者合力才能抗击外邪。人体在抗击邪气时气血的反应亦是如此。

针对三个层次的气血状态，分别命名：最表层的关键是邪气损伤，称为阳邪；稍微深一点的关键是鼓动的气血，称为阴邪；最深层稳定的气血，称为谷气。

夫气之在脉也，邪气在上，浊气在中，清气在下。

（《灵枢·九针十二原》）

认识到邪气对人体的改变，就知道了针刺的方法：即逐层进行，先将表层邪气去除，为一刺阳邪出；再把稍深一点鼓动的气血平复，为再刺阴邪出；最后将最深层的谷气恢复稳定，使其充足，为三刺谷气至。

具体的补泻方法：

泻必用员，切而转之，其气乃行，疾而徐出，邪气乃出，伸而迎之，遥大其穴，气出乃疾。补必用方，外引其皮，令当其门，左引其枢，右推其肤，微旋而徐推之，必端以正，安以静，坚心无解，欲微以留，气下而疾出之，推其皮，盖其外门，真气乃存。用针之要，无忘其神。

（《灵枢·官能》）

《灵枢》泻法

"泻必用员，切而转之，其气乃行，疾而徐出，邪气乃出，伸而迎之，遥大其穴，气出乃疾。"

针尖穿破皮肤后，停留，得阳邪气，微微捻转针柄，让气动起来祛除阳邪；

待阳邪祛除后稍用力快速下按，针尖下按的速度要稍快，停留，得阴邪气，微微捻转针柄，祛除多余的阴邪；

待阴邪祛除气血平息后，稍用力快速下按，针至经脉之中，停留，候谷气。谷气不可伤，此时不捻动针，谷气至后则退针，边出针边摇动针柄，缓慢将针退出，不按针孔。

泻法的要点：

切而转之，即得气后要转针行气；

疾而徐出，即针下按的速度快，而拔针外出的速度要慢；

摇大其穴，即拔针时要边退针边摇大针孔。

《灵枢》补法

"补必用方，外引其皮，令当其门，左引其枢，右推其肤，微旋而徐推之，必端以正，安以静，坚心无解，欲微以留，气下而疾出之，推其皮，盖其外门，真气乃存。"

针尖穿破皮肤后，停留，得阳邪气。持针的手不动，用另一只手在针刺的穴位周围轻轻地推揉，距离不必太远，离针一两厘米范围之内即可。这个过程操作幅度要小且轻柔，手轻轻在皮肤表层滑动，边滑边轻轻小幅度地揉动。揉动的幅度一定要小，推揉的力量只产生皮肤层的移动，不能带动肌肉层，要保证推揉时针始终端正安静地立着，不能因为推揉而带动针摇晃。

待气在针下聚起来后，缓缓将针下按，将气下引，停留，得阴邪气。

继续重复推揉穴位周围的皮肤，待气聚于针下后，缓缓将针下按，至经脉深度，停留，候谷气。谷气为自然清净之气，不可补，只需安静休养。谷气至后快速退针，速度越快越好，并迅速用棉球按压针孔。

补法的要点：

"外引其皮，令当其门"，针尖在皮肤内，针体竖直穿破皮肤，用手在穴位周围揉动皮肤，既不能使针尖活动，又要使活动皮肤的力量轻轻挤压针体；

针下按的速度要慢，要引着气下按；

拔针的速度要快，"去如弦绝"，要像绷紧的琴弦忽然断开那么快，并迅速按压针孔。

对于"泻必用员，补必用方"，《灵枢》的解释：员为转圈之意，针刺泻法操作的手法要转针。方，《说文》曰"并船也"，即两船相并总揽在一起之意，也指并排竹木做成的筏，为并行之意。故方在针刺手法上是指两手相并之意，即补法时要以手推皮肤与针相并。

"刺之微，在速迟"，《灵枢》认为针刺补泻的关键在速迟。这是多么细的一个操作，一般情况下谁会在意进出针的速度对气血的影响，但在实际操作中这个影响确实是非常巨大的。

补法的整个过程，就像是在缝一件破损的衣服，慢慢从浅层往深层缝合，缝好后快速拔针。

泻法的整个过程就像是在疏通河道，快速从表层到深层将河道疏通，慢慢拔针将淤泥带出。

七、《灵枢》得气

深居静处，占神往来，闭户塞牖，魂魄不散，专意一神，精气不分，毋闻人声，以收其精，必一其神，令志在针。浅而留之，微而浮之，以移其神，气至乃休。男内女外，坚拒勿出，谨守勿内，是谓得气。

（《灵枢·终始》）

若要得气，先要调整的是医生和病人的状态，需要都安静下来。病人专心接受针刺，医生专心于针刺，"必一其神，令志在针"。

如果病人躁动着忙碌，需要先停下忙碌；如果对针过于畏惧，需先宽心，安慰病人，微针无痛不必恐慌。医生需要重视针刺，针刺的过程不是简单地将针刺入，而是在与病人经脉之中运行的气互动，此气极微，若有若无，医生过于粗心则难以觉知。"如临深渊，手如握虎，神无营于众物"。

先得"阳邪"之气

针尖穿破皮肤层后，停住，此时针的下按力会使皮肤产生微小的凹陷，针停止了向下的运动，此时是两个力量维持了针的静止：一为手的下压力，一为皮肤的回弹力。此时手不离针柄，同时慢慢松掉手的下按力，肌肉微弱的回弹力就会使针微微上浮。在这个上浮的过程中体会针下的感觉，这时我们会在一个位置感觉到针下的力量较其他位置稍大。很微弱地感受到针下似有气聚集的感觉，守住这个气，勿再下按与上提，此为得气。

如果在这个过程中没有体会到得气，就再微微下按针，让针尖微微下移，再顺着皮肤回弹的力量微微上提针，让针尖微微上浮，在这个过程中找寻针下若有所得的力量感。针尖的上下移动范围很小，针带着皮肤移动，针体要与皮肤裹在一起，下按与上提都不能让针体挣脱皮肤的裹挟。这个过程反复操作直到找到气感，正气越充足的人越容易找到得气感，正气越虚越难找到。

经言："知机之道者，不可挂以发。"（《灵枢·九针十二原》）"不可挂以发者，言气易失也。"（《灵枢·小针解》）即是说在上提的过程中，很容易错失得气的位置。当找到了得气的位置，再多增加一根头发的力量，就会使这个气丢失。这是经典为了让我们重视得气而用的夸张的描述，临床中得气虽然容易丢失，但不至于挂一根头发的力量就错失。

对于正气充足的人，我们会感觉到得气的范围很大，稍一上提针就得气，会感觉针下的气饱满，在很充足的上提空间里都能感受到得气；对于正气较虚的人，这个得气的范围就很狭窄，只有在上提的过程中很窄的缝隙里能感受到，且针下得气的感觉也极微弱。

得气之后，要守住气行补泻手法，行手法要保证一个前提："男内女外，坚拒勿出，谨守勿内。"男性与女性经脉之中皆是天地之真气，因性情不同而有差异。男性之气偏主动，女性之气偏被动。

男性之气对于异物的入侵会表现出主动抗拒之势，会对针有微微向外排斥的力量，因此针刺时需要稍微用微微一点点向内的下按力，以"坚拒勿出"；

女性之气对于异物的入侵会表现出被动顺从接纳之势，会对针有微微向内吸入的力量，因此针刺时需要稍微用一点点向外的上提力，以"谨守勿内"。

"坚拒勿出"与"谨守勿内"都是一个目的，使针一直固定在那个位置守住气，即守机，因体质不同而有操作的差异。

"为虚与实，若得若失者，言补者佖然若有得也，泻则恍然若有失也。"（《灵枢·小针解》）守住这个气后行补泻手法，在补的过程中会感觉针下气慢慢汇聚，若有所得；在泻法的过程中会感觉气慢慢散开，若有所失。有了针下气感觉的变化，说明已补则实，已泻则虚。

再得"阴邪"之气

如此在最浅层的阳邪补泻完成后，下按针，泻法就快速下按，补法就缓慢下按。

至阴邪处，如前阳邪一样的操作，得气守气，行补泻，完成已补则实，已泻则虚。

后得"谷气"之气

继续下按，至谷气处。谷气为真气，需静守不能补泻，得谷气后静守一两呼吸时间后拔针。

一定注意的是补泻手法只在得阳邪之气与阴邪之气时操作，得谷气之气后只需守气，无补泻操作。

阳邪、阴邪、谷气，针下都是气聚会的感觉。因为聚集而来的气性质不同，而有感觉上的微许差异：

阳邪的感觉比较轻微，很弱很微；

阴邪的感觉稍微强壮一些，邪气越多正邪抗争越激烈，针下的感觉越强烈。经气越虚弱，则针下感觉越空松，空松之中微微有一些气聚的感觉；

谷气的特点是非常柔和，是很温柔的细流从针下流过的感觉。

很多学生在刚开始操作针刺手法时，找不到指下的感觉，这是因为不够熟练的缘故。针刺不能够从容则难以宁心静气体会针下感觉，此时不必对自己要求太严格，越要求严格越容易紧张，便更找不到指下的感觉。先把每一个针刺的步骤都做标准，大部分气血不是很虚弱的病人只要步骤做得标准便可得气，亦会有不错的针刺效果。慢慢在针刺中训练放松，待纯熟后，得气便得心应手。

八、留针时间与针刺深度

黄帝曰：夫经水之应经脉也，其远近浅深，水血之多少，各不同，合而以刺之奈何？岐伯答曰：足阳明，五脏六腑之海也，其脉大，血

多，气盛，热壮，刺此者不深弗散，不留不泻也。足阳明刺深六分，留十呼。足太阳深五分，留七呼。足少阳深四分，留五呼。足太阴深三分，留四呼。足少阴深二分，留三呼。足厥阴深一分，留二呼。手之阴阳，其受气之道近，其气之来疾，其刺深者，皆无过二分，其留，皆无过一呼。其少长、大小、肥瘦，以心撩之，命曰法天之常。灸之亦然。灸而过此者，得恶火则骨枯脉涩，刺而过此者，则脱气。

（《灵枢·经水》）

下面还有一个针灸的操作细节，即留针时间与针刺的深度。

留针时间

留针的时间为"三刺至谷气"。

第一刺阳邪出。此是引起形体改变的邪气，像是人体表层的神经改变一样。阳邪如风，易感也易去，得气后稍微留一两个呼吸的时间，就会达到补虚泻实的效果。

第二刺阴邪出。此是人体经脉之气对邪气的反应，这个气各经不同。有的经脉气血多，故需要多留一会才能达到补虚泻实的效果，气血最多的足阳明胃经需要留针十个呼吸左右的时间，即 40 秒左右；有的经脉气血少，故留很短的时间就会达到补虚泻实的效果，手经的气血皆少，留针一呼即可，大约三四秒左右。留针过程中补法则静守，泻法则时时捻转针体。

第三刺至谷气。谷气为最根本的原气，得气后只需稳定住气就可拔针，留针一两呼即可。

针刺深度

针刺的深度是指三刺至谷气，到达经脉的最终深度。

足阳明经最深，深六分，针刺深度大约是针身长 1.3 厘米的针灸针全部没入的深度。

足厥阴经最浅，深一分，即稍微穿透皮肤后微微下按一点就是。

针刺不可过深，如果过深穿透了谷气，则脱气，病人会感觉非常乏力。

针刺的深浅与留针时间也不能死守固定的标准数值，要"以心撩之"：胖人、高大的人针深一点，瘦人、矮小的人针浅一点。

留针时间与针刺的深度同时也要根据正邪相争的情况做适当调整。

诸急者多寒；缓者多热。大者多气少血；小者血气皆少。滑者阳气盛，微有热；涩者多血少气，微有寒。是故刺急者，深内而久留之；刺缓者，浅内而疾发针，以去其热；刺大者，微泻其气，无出其血；刺滑者，疾发针而浅内之，以泻其阳气而去其热；刺涩者，必中其脉，随其逆顺而久留之，必先按而循之，已发针，疾按其痏，无令其血出，以和其脉；诸小者，阴阳形气俱不足，勿取以针，而调以甘药也。

（《灵枢·邪气脏腑病形》）

急与缓

急与缓描述的是脉管壁的紧张度。急代表脉管壁紧张；缓代表脉管壁松软。寒性收引会让脉管壁紧张，热会使脉管壁松软。

对于受寒引起的病变要将寒外散，故针刺要稍微深一些，从内部给予力量以外散。寒性凝滞，气血难以运化，故留针时间也需要稍长一些。

对于热邪引起的病变要将外散的气血收住，针刺要稍浅一些，以从外收住。热性躁动，气血运行较快，故可缩短留针时间。

滑与涩

滑与涩描述的是脉管内血流的运行情况。滑代表脉管内的血流运行流利，涩代表脉管内的血流运行滞涩。

气血运行流利，则气血容易调动，故可留针时间缩短，并适当浅刺一些；气血运行滞涩，则气血不易调动，故需多留一会儿针，并适当深刺一些。

脉象虚弱

如果脉象特别虚弱，补法针刺到阴邪出与谷气至的时候可以长久留针，以养血脉。具体操作：先让病人以舒服的体位躺着，针刺先浅刺出阳邪；留一两呼后深入，得气，阴邪出后静以久留，医生将手离开针，并嘱咐病人安静等待；留针一刻钟甚至更久后，医生行针，将针再深入，深至经脉处得气，至谷气，再次静以久留，留针一刻钟左右拔针。

我个人的经验是临床上大部分病人都不需要长时间留针。只有特别虚弱的病人，正气特别无力地在抗击邪气，表现也是以虚为主，无特别明显的不适，此时才长久留针。

大部分病人选择很少的几个穴位，每个穴位留针几个呼吸，大多都会痛随针减。

局部针刺补泻

前文提到的局部针刺，如果在辨证的基础上配合补泻则效果将更佳。

如果是实性的疼痛，在局部针刺后，在得阴邪气后用泻法，微微转针后留针一刻钟左右，再深入得谷气，静以久留，留针一刻钟左右，用泻法的拔针法起针。

如果是虚性的疼痛，在局部针刺后，如上文提到的补法操作，久留针。

局部针刺实施补泻手法，补法会加速局部损伤的修复；泻法会加速局部郁滞的疏通。

九、气至有效

凡刺之道，气调而止，补阴泻阳，音气益彰，耳目聪明。反此者血气不行。所谓气至而有效者，泻则益虚，虚者，脉大如其故而不坚也；大如故而益坚者，适虽言快，病未去也。补则益实，实者，脉大如其故而益坚也；大如其故而不坚者，适虽言快，病未去也。故补则实、泻则虚，痛虽不随针减，病必衰去。

（《灵枢·终始》）

以上两种补泻手法，无论是呼吸补泻还是徐急补泻，都有一个共同的目的：补则益实，泻则益虚。

两种手法的切入点不同

呼吸补泻法是顺着"人体真气伴随呼吸的涨落"的特点而行手法，迎着潮涨气血满溢而刺，以疏通经脉，为泻；随着潮落气血回归而刺，以聚拢经气，为补。

徐急补泻法是根据"人体正气与邪气相战"的战场状况而行手法。以被围困的城池为例，先将城外的敌人清除，为一刺阳邪出；再将与外敌相战的气血平息，为二刺阴邪出；最后将城内的粮草备足，为三刺至谷气。在这三个位置分别补泻，则既除掉了外在的敌人，又恢复了我军的士气，同时又补充了充足的粮草。

可以说呼吸补泻是基于"人体气血随呼吸的起落规律"的针刺手法；徐急补泻是基于"人体气血在郁滞处的相战细节"的针刺手法。它们分别依据人体气血的时间周期节律与空间分布规律而产生，都是守机的针刺方法，无论选择哪种手法都会达到补则益实、泻则益虚的效果。

这里或许有人会问究竟哪一种更好？我的理解是只要能够将感知集中于针下，能够找到得气的感觉，两种针刺结果都一样。但是一个治疗过程中只能选一种针刺手法，将两种针刺手法混用或合并则不可。

后世有很多补泻手法，手法虽多，只是迷人眼球，其实针刺手法的操作就一个目的：让虚的经脉补实，以恢复经脉的滋养修复能力；让实的经脉疏通泻虚，以使气血流通。

若要达到这个目的，就要守机。所以手法无好坏之分，没有某个手法比另一个手法技术更高超，有的只有守机与不守机的区分。以守机为前提，顺着人体气血的特点行手法，就是经典的针刺手法。

按照经典的针刺手法，呼吸补泻与徐急补泻的效果是一样的，这是我反复在临床验证过的。

针刺补泻后再摸病人的脉象，先摸一下经脉所过之处的脉搏搏动，再摸手太阴脉口的脉搏搏动，可以发现两处都发生了搏动强度的变化。

泻法完成之后，郁滞的气血得以疏通，郁堵的压力会瞬时释放掉，脉象会由原先的坚硬有力变得柔和，力量会大幅减弱；补法完成之后，

灵枢理法

气血恢复了滋养修复的活力,脉象会由原先的虚软无力变得充实有力。很多病人在针刺后人迎气口脉的盛数会立刻改变。

只要脉象发生了变化,就代表我们已经拨动了气机。接下来就会发生连锁反应,将人体导向健康中和,此时大部分病人都会因为气血的恢复而立刻感觉病痛减轻。如果病人当下症状没有减轻,或者有的疾病当下不能判断是否有效,只要脉象发生了变化,这时候气血已疏通,供给疾病的养料没有了,疾病必会慢慢衰退。

相反,只要脉象没有变化,就说明病人内在的气血没有变化,这说明疾病的本质没有发生变化,病必不去。如果这个时候病人说当下的症状缓解了,只能说明在这个不适的局部正邪暂停了相战,或是因为掩盖,或是因为麻木,或是暂时转移了战场,待气血稍作休养病必反复。这个规律不仅限于微针,也可以验证其他的治疗方法。现在有很多针法通过强刺激来转移疾病的疼痛,也有的针法通过麻醉局部神经来抑制疼痛,这些针法只是起一时之功,难有长久之效。

气至是脉搏的变化

随着神经反射学说与针灸产生关联,很多人将针刺视为一种神经刺激,因此会认为针刺得气就是刺激神经产生反应,他们理解为在针刺过程中病人出现的酸麻胀痛的感觉为得气,这种刺激会传导到大脑,让大脑活动产生变化,调节神经而对疾病有治疗作用,将此过程认为气至。因此很多人为了追求气至,针刺时采取大幅度的提插捻转手法,使病人产生酸麻胀痛的感觉,这不是经典中所说的气至。

经典已经很明确地将气至的概念表达清晰了,那就是脉搏的变化,是很客观的指征,与病人的主观感觉无关,不是神经刺激。

我们再从中医观察人体的视角分析病人酸麻胀痛的感觉的机理。

酸麻胀痛是让人痛苦不适的,这种不适就是告诉我们当下人体之气正在抵抗外邪的入侵,这个外邪就是针灸针,是针灸针在人体提插捻转的刺激下导致软组织损伤后的反应。这个反应在呼唤人体停止这个外来异物的刺激,提醒人体的意识赶紧将这个外来的入侵去除,因此这个得气是人体卫气抗邪的反应。

人体具有修复能力的真气是清净而微的，是让人幸福舒服的。而通过较重的手法刺激出来的酸麻胀痛为人体卫气，非经脉之气。

明白了感觉出现的原理，我们就可以知道其与疗效之间的关系。

因为这种刺激没有对经脉进行补虚泻实的调整，因此只要病邪深入到经脉之中，通过神经刺激都不会有长久的疗效。

对于局部损伤，卫气在身体局部滞留不通，郁滞的卫气会阻碍人体的修复，病人表现为局部某个位置的疼痛，此时我们刺激卫气使其快速流通，会有很好的止痛与帮助局部修复的效果。

即使重手法刺激对卫气有很好的疏通作用，《灵枢》的作者恒守慈悲心，并未通过此方法来疏通卫气，而是通过卫气的标本治疗，具体应用详见下一章节。

正确的针刺过程中，病人或者没有感觉，或者有正气修复损伤时也会出现酸麻胀痛的感觉。但这个感觉不是针灸大幅度捻转刺激而来，而是自然产生的，这种感觉是让人愉悦的。我们不追求这个感觉，针刺不执着于病人的感受，病人没有感觉我们不沮丧，病人出现感觉我们不骄傲，始终守住针下的气机，这样才会有稳定的疗效。

我希望读者不要迷信任何不顺应规律而能产生好的疗效的信念，要冷静地思辨直到内心通达。

十、针刺后的养护

针刺后，人体的气血发生改变。此时有形的实体还需要顺着气血的改变发生调整，这需要一些时间。这段时间里如果实体顺着气血改变，则人体稳稳地向健康调整。如果实体拧着气血不愿发生改变，则针刺调整过来的气血亦会因为实体的不配合而无法修复人体，人体疾病会再反复。

我们要通过询问与分析，得知最可能产生疾病的主因。如果是情绪波动引起的，要嘱咐病人针刺后调整情绪；如果是因为外感六淫引起的，要嘱咐病人针刺后避风寒；如果是因为饮食作息不规律引起的，要嘱咐病人调整生活习惯。同时要根据病人疾病性质的喜恶，嘱咐病人避免生活中加重病情的情况。如腰膝痛的病人要避免负重，脾胃疾病要避免刺激性食物，虚劳类疾病要多休息等。

针刺后还要让病人轻轻活动一下四肢。

如果针刺的是足经，就让病人起身散散步；如果针刺的是手经，就让病人轻轻甩动一会儿手臂。

新调整的气血会改变病人固有的发力模式，改变发力肌肉群的紧张度，既而发生一系列的身体改变。

比如病人原先足阳明经亢奋，病人走路时足阳明经所过的肌肉群会过于绷紧，长时间的绷紧就会导致经脉所过之处出现疾病，比较常见的以外膝眼处为主的膝盖疼痛，导致骨刺增生就是如此无中生有。

总是被学生提问，为什么同样走路，有人走路并不多却出现了膝盖磨损，有人走路很多却不出现？或者为什么膝盖疼痛，不针刺膝盖局部反而能收到疗效？就是因为经过膝盖的经脉气血不均衡，导致膝盖周围的受力不均衡，长时间不均衡的发力导致了膝盖病变。

针刺后，一方面是气血恢复了滋养，另一方面是膝盖周围的力量均匀稳定，在这个均匀稳定的发力习惯下走路，不仅不损伤膝盖反而能够使膝盖得到应有的锻炼，故而不针刺膝盖局部就能够修复膝盖的损伤。

任何邪气想要给人体造成病痛，都是先引起人体气的变化，因此这个气是疾病的关键，针灸就是调整这个气。气被调整好以后，如果邪气仍在继续伤害人体，则仍有可能再次产生人体气的变化而得病，故去除诱因在治疗过程中是比较重要的，但实际却经常被忽略。

如果病人针刺结束时效果很好，下次复诊时说病情反复，我们就要冷静分析一下病情反复的原因。如果病情反复回到针刺前一样，那说明针刺虽然有一过性的疗效，但总体是无效的。要从两方面找原因：一是医生原因，辨证是否正确，针刺操作是否气至；二是病人原因，是否有加重因素没有去除，是否有隐瞒的病情等。如果病情虽有所反复但较针刺前有所减轻，那说明针刺大体是对路的，需要考虑的是否病情本身就需要长久的调理，是否病人依然有没有去除的诱因等。

针刺后的养护在疾病的康复过程中是非常重要的，如果病人的外环境没有改变，总是"以酒为浆，以妄为常"，则非医所能治。

十一、知行合一

中国文化的特点是知行合一，这是时时验证自己有没有远离道的一个很重要的标尺。

何谓知行合一？知行合一的第一步就是在求知的过程中知不离行。我们学习经典，不是学习一套经典理论，而是沿着经典的引领去看待人体与疾病。经典指到哪里我们就在哪里找寻，去求证经典所说的规律，这个过程中是在行。比如经典说经脉怎么走，就要在人体中求证；某个经脉病了会得什么样的疾病，依然要沉下心去求证。

觉知在躬行，只有通过真实的"行"验证过的真理，才是可用的真正真理。求知中的"行"，不同于西方所说的"理论联系实践"的实践。"理论联系实践"是先学理论再用实践来验证理论，验证后再继续学习继续验证。此时知与行并没有合在一起，是先知后行。

知行合一，在学习的过程中就是行。因为我们学的不是技术也不是理论，而是一切的源头——道。从最基础上定义道，道就是事物最本质的变化规律，只有心跟随着规律走一圈之后才会有认识。因此对于道的学习就是行，是心行体验。

所以在学习经典的时候，要时时关注自己的心。如果读了一段话后大脑开始联想，这个联想的过程就没有心行，只是大脑在运转，继续联想下去必然远离道。经典难懂就是因为被过分联想、过分解读，使得本自清晰的道理模糊隐秘起来。我们要让头脑安静下来，跟着经典的文字心行。当我们的心在经典中行几遍后，我们便会隐约感受到道。静下来用心去行经典的次数越多，我们对道的感受越清晰细腻。

知行合一还要在行为中不离知。行是在对规律的充分掌握后顺应规律而动，这就要在与事物互动的行中，时时用心去学习这个过程所彰显出来的规律。心对动的感知就是在求知，这个知的重点不是具体的知识，而是道的运行规律。行中有知才是基于道发起的行，如果只是套用固定的套路或经验而行则不是源于道的行。我们若要避免自己陷入经验

灵枢理法

主义的行之中，就要在每一次的行中都有心的求知。

我们摸脉的时候，摸脉就是行。在这个行中要有觉知，不是基于一个人迎气口的套路去摸脉，不能把人迎气口脉法仅仅当成一个卡尺来工作，这样的行中就没有知。而是去用心随着脉搏的搏动感受病人气的状况，知道气的状况就真实看到了人体疾病的病根，去感受这个搏动如何异常。用邪正的思维描述这个异常，用人迎气口脉法来验证这个异常。这样在摸脉的时候心一直在求知，在求知病人的气的状况，在求知规律，这就是基于道的行。

我们针灸的时候，针刺就是行。在这个过程中，不能只是按照书本的要求完成规定的手法套路，而是自始至终都在用心感受针下的微细变化，感受针下的气，用心呵护这个气，心在操作着针补泻自然合于套路。这样在针刺的过程中始终有心的感知。

知行合一的关键是始终保持安静的头脑与灵动的心。头脑一烦乱，就陷入自己的主观之中，不能去合于规律；如果心不灵动，则如醉汉，如盲人，如机器，亦不合道。安静的头脑与灵动的心合在一起，人就是有觉知的，在觉知中求知就是行，在觉知中行就是求知，故知行合一。

附：《难经》的针刺手法

与针灸有关的经典有三本，分别是《灵枢》《素问》《难经》。

这三本书中记载的针法有相通性，都是以"上守神"的原则来认识疾病，以"上守机"的原则来进行针刺。这三本书又有不同，主要是视角与思维方式不同。

先说《灵枢》与《素问》。《灵枢》以经脉流注为视角，以"邪客在门"的思维分析病症；《素问》以五运相袭为视角，以五脏苦欲的思维分析病症。

通过反复阅读这两本经典，会发现他们的思维都是柔软的，都是从道的源头发起的，顺着这些经文可以真实地看到疾病内部气的变化规律，真实地治愈疾病。同时我们也要清楚地知道，在这两本书中对很多基本概念的认识是不一致的，如阴阳、营卫等概念都是各有所言，切不可将这些概念杂合到一起，会导致思维混乱，而是要深入体会两本书中各自思维的运转规律，从多个视角体会道的变化。

生活在中国这片国土上的我们真的是极为幸运，不仅可以感受到医学上《素问》《灵枢》两本经典的广度与厚度，还有其他许多中国传统文化的经典，这些都是很珍贵的财富，能看到是我们极大的荣幸。

作为医学生，更让我们感到荣幸的是还有另一本很薄的中医经典《难经》。《难经》的视角与思维尤其不同于《内经》，以五行生克为视角，以七传十变的思维分析病症，有独特的选穴原则，这些原则也不同于《内经》。如"东方实，西方虚，泻南方，补北方""虚则补其母，实则泻其子"，这些都是其他经典所没有的。不仅如此，《难经》还有其独特的针刺补泻手法，这套手法一直影响着后世的针刺操作。

何谓补泻？当补之时，何所取气？当泻之时，何所置气？然：当补之时，从卫取气；当泻之时，从营置气。其阳气不足，阴气有余，当先补其阳，而后泻其阴；阴气不足，阳气有余；当先补其阴，而后泻其阳。营卫通行，此其要也。

（《第七十六难》）

针有补泻，何谓也？然：补泻之法，非必呼吸出内针也。知为针者，信其左；不知为针者，信其右。当刺之时，先以左手压按所针荣、俞之处，弹而怒之，爪而下之，其气之来，如动脉之状，顺针而刺之，得气。因推而内之，是谓补；动而伸之，是谓泻。不得气，乃与男外女内；不得气，是为十死不治也。

（《第七十八难》）

经言：有见如入，有见如出者，何谓也？然：所谓有见如入，有见如出者，谓左手见气来至，乃内针，针入，见气尽，乃出针。是谓有见如入，有见如出也。

（《第八十难》）

首先关于得气，《难经》给出了不同于《内经》的认识。

《内经》的得气是针下的感觉，而《难经》提出"知为针者，信其左，不知为针者，信其右"，右手为针刺手，左手为辅助手，即是说真正明白针刺得气原理的医生，是信赖左手指下的感觉，而非右手针下的感觉。

右手将针深入到穴位处后，左手手指在穴位周围找一个位置轻轻按揉，并感受手指尖下的感觉。当气聚到针下的时候，左手指尖下会有微细的脉搏搏动的感觉，这说明针下气血充盈，此为得气，在得气之后再行补泻手法。

这个指下搏动的感觉比较清晰，我的体验是当感受到指下搏动时，第一个反应是分不清这搏动是源自于我的手指末梢动脉血管搏动，还是病人皮肤下的血管搏动，搏动很微细却很清晰。

如果左手按揉一段时间仍没有得气的感觉，就需要右手行"男外女内"的手法，即如果病人是男性，就小幅度用力缓缓上提针轻轻回落针，这个上提活动幅度很小，是针带动皮肤小幅上提，皮肤始终裹住针，重提轻按；如果病人是女性，就小幅度用力下按针轻轻上回提针，同样是小幅度，重按轻提。

这样小幅度的提按会使更多的气血聚集于针下，反复提按，直到左手指尖感觉到搏动，为得气。如果始终不得气，则说明人体之气已溃败，再也调动不起气血，死不治。

《难经》与《灵枢》在这里出现了一个关键词相反的经典名言，《灵枢》是"男内女外"，《难经》是"男外女内"。

不仅如此，《难经》还反对《素问》的呼吸补泻，提出"补泻之法，非必呼吸出内针也"。

《难经》与《内经》在观点上冲突的描述有许多，因此说《难经》不是在注解《内经》，而是以《内经》注解自己。我一直的观点是，不要在这些矛盾的问题上钻牛角尖，而是要从根源处分析分歧的原因。

下面说一下《难经》针刺的详细补泻操作。

补法

"当补之时，从卫取气"，即针尖穿破皮肤后，停留，左手按揉或右手提按至得气，此为卫气。

得气后"推而内之"，在左手感受到脉搏搏动的同时缓缓将针深入，并时刻感受左手指尖下搏动的感觉。

如果感觉左手指尖搏动消失就停止深入，并再次按揉或提按至得气，继续深入；直到深入至经脉的深度，停止并感受左手指尖脉搏搏动的感觉。

至搏动感消失后，将针提起至表层皮下，继续如上操作。

泻法

"当泻之时，从营置气"，针刺直接深入到经脉的深度，停留，左手按揉或右手提按至得气。

得气后"动而伸之"，在左手感受到脉搏搏动的同时左右捻转针柄，捻转幅度不宜过大，微微捻转并缓缓上提，并时刻感受左手指尖下搏动的感觉。

如果感觉左手指尖搏动消失就停止上提与捻转，并再次按揉或提按至得气，继续捻转上提；直到针尖达到皮下表层，停止并感受左手指尖脉搏搏动的感觉。

至搏动感消失后，将针再次深按至经脉深度，继续如上操作。

如此上下操作几个回合之后，大部分病人都会有舒服的针感，嘱咐病人有感觉一定要及时告诉医生。

气至

补法操作，气至病人会感觉针下胀满，甚至针下发热，并沿经脉传导，这是针下气实的表现，然后拔针。

泻法操作，气至病人会感觉针下酸麻，甚至针下发凉，并沿经脉传导，这是针下气虚的表现，然后拔针。

手经的气血比较灵敏，大部分操作两三个回合病人就会有感觉；足经气血比较厚重，大部分操作两到十个回合病人才会有感觉。

针下只要有感觉，而且这个感觉不是强刺激产生的，是因气实或气虚而产生的，就会有比较好的疗效。大家不必拘泥于固定的感受，不必非得追求透天凉的凉感与烧山火的温感，是否能产生寒温感有时取决于

灵枢理法

疾病的性质。

这个针刺的原理是"地气上为云，天气下为雨"，地气上升至天空，带走大地的能量，为泻；天气下降至大地，带来了天空的能量，为补。

泻法是将经脉中郁滞的气血疏通，并向外引到卫气之中；补法是将外围卫气的气聚集，并输入到经脉之中。

后世大多数的针刺手法皆源于此，尤其是有些神秘色彩的烧山火与透天凉的手法就是由此而演化的。只是后人将手法的操作复杂化，加入了《易经》象征阴阳的六九之数，并神秘化操作。由于不明原理又不知根源，于是越传越神秘，并将研究的重心放在了手法操作的具体套路之中，这就离道越来越远了。

第六章

通调营卫

一、无馁其心，无暴其气

书至此，以我的教学经验会有一些读者掉队，尤其是没有系统阅读过《灵枢》的读者，可能合不进经典的思维之中。特别是在将所学应用于临床时，摸脉与针刺得气是两个关键。这两个关卡如果不能通过，则没有办法深入学习经典。通过这两个关卡才能真正看到"宗室之美，百官之富"。

摸脉与得气的要诀

掌握摸脉与得气不在于刻苦努力，恰恰相反，有时候越紧张刻苦地想要掌握，越找不到感觉。调整自己的紧张度，松柔地反复操作，一定能够掌握。

发愿的方向在这里起到很重要的作用。只要我们学经典发的愿望是看清疾病，帮助病人远离病痛，把这个愿望作为学习的动力，且愿望非常单纯，不掺杂私欲，那么，在学习中无论遇到什么困难，我们的心都会是沉下去的，会有耐心长久地去分析困难出现的原因，不断地调整自己以具有看清困难的智慧，随着困难解决我们的心也会更柔软细腻有定力。如果学习经典只是闲来无事消遣，或是想要把自己包装成神医让别人膜拜，或是想要学会一项技术以使自己腰缠万贯，以这些私欲为动力的人心是浮躁的，在浮躁的心的驱动下思维杂乱，学习没有明确的方向，遇到困难就一定会离开，不会深入经典之中。

时时观察自己的心

语徐而安静，手巧而心审谛者，可使行针艾，理血气而调诸逆顺，察阴阳而兼诸方。

（《灵枢·官能》）

中医学习的训练重点不是掌握知识，不是驾驭技能，而是让心回归柔软与灵动，用这颗柔软灵动的心看清疾病，并用柔软灵动的心帮助病人恢复健康。在这个训练过程中，我们不要把重心放在实的知识与技能之中，而是时时观察自己的心，看是否能够更真实细腻地看清疾病的真相，是否能够与病人的气良好地互动。不仅中医训练的是心，所有的中国文化下的分支都是在训练这颗心，都是让心的良知彰显。

在学习的过程中，难免会有不解的疑惑，难免会有用尽方法而效果不佳的病人，不要气馁，也不要使气暴躁。我们每一个学子在道面前都是渺小的，因此有不解的疑惑与不会治疗的病人是正常的，反倒没有这些是异常的。

在学习的过程中，也会出现疑惑解开的喜悦，也会出现治愈病人的欣喜，不要骄傲，不要让气暴躁。多年的临床经验告诉我，只要一骄傲，就会遇到让我受挫的案例，骄傲多严重，受挫就有多严重，当我骄傲的时候就是我的医学水平止步甚至是退步的时候。

我们永远是求索路上的小学生，保持谦虚与柔软的心，恒久地在医学之路上探索，在探索的过程中"心"会越来越细腻，越来越灵动。

医学探索的方向不改变，即永远朝向道，即疾病深层的规律；方式柔和，无馁其心，无暴其气。如此每一个学子皆可成为明医，这是道的规律。

二、营卫生会

人体的经脉系统是一个巨大的网络，有纲有目。纲是十二正经，目是所有的支络，包括十五大络与无数的浮络、孙络。这些经脉中运行的是天地之气。气通过经脉运至全身，内养脏腑，外荣肢节，形成"外内相贯，如环无端"的网络。

天地之气一年四季运行不息，人体之气亦周身运行，无有休息，一处不通，则疾病丛生。故对气进行多维度深入观察，是中医学重中之重。

首先是气的生成。"人受气于谷，谷入于胃，以传与肺，五脏六腑皆以受气。"（《灵枢·营卫生会》）谷，为天地之精华，上古圣人中正安舒地生活于天地之间，"动作以避寒，阴居以避暑"，生命状态合于天地自然，在这种状态下人体对食物的选择自然也是中正平和的。故选取充盈天地中正柔和之气的食物为主要食物，即五谷。五谷之气极近中和，以此为养，则脏腑百骸愉悦，人之性情亦近于中和。

谷入于胃，胃腐熟水谷，将大颗粒的谷物腐化为精微细小状态，不断地腐熟，极精微的精气便上升，此精气具有滋润营养作用，而谷糠糟粕下行，以二便形式排出。

此精微之谷气上升至胸腹腔的最高处——肺，下降并滋养全身。这个过程如地气上升为云，后下降为雨，人体之气下降便给全身带来了甘露。人体的脏腑与经脉之中所充斥的气，是由五谷产生，由肺的宣降布散全身。

"谷不入，半日则气衰，一日则气少矣"（《灵枢·五味》），故能正常饮食，并能从饮食中吸取谷气，是健康的基础，是一切生命活动的基础，也是疾病康复的基础。

少气者，脉口人迎俱少，而不称尺寸也。如是者，则阴阳俱不足，补阳则阴竭，泻阴则阳脱。如是者，可将以甘药，不可饮以至剂，如此者弗久不已，因而泻之，则五脏气坏矣。

（《灵枢·终始》）

对于气血衰少的病人，用甘药治疗，即用平和甘美之药恢复脾胃的功能，补充营养，此为治疗之本，不可用针引导衰少的气血。

表层防卫之气是卫气，深层营养之气是营气

下面我们深入气的内部去观察。这种观察不是通过西方的尸体解剖，也不是在体外观察，而是用心去体察。

在人体表层有防卫之气，这便是卫气，深层营养之气便是营气。全身每一个地方的气血都是由表层防卫之卫气与深层营养之营气组成。

《灵枢·卫气》言"其气内入于五脏，而外络肢节。其浮气之不循经者为卫气，其精气之行于经者为营气"，卫气行于脉外，"并脉循分肉"，像卫兵一样在城外时时守卫；营气化而为血，行于脉中。

卫气为谷气之中的浊气汇聚而成，气慓悍滑疾，其功用"温分肉，充皮肤，肥腠理，司开阖者"。营气为谷气之中的清气汇聚而成，主濡养，"化以为血，以荣四末，内注五脏六腑"。

卫气比较接近于现代医学认识的神经网络，营气比较接近于现代医学认识的血液循环网络。营卫之气周行于身，上下相贯，如环无端。

《素问》中荣卫的概念不同于《灵枢》中的营卫概念

《素问》的荣卫是指人体皮部表层的一层气血，最表层的是卫气，在表层但层次稍深一点的是荣气，荣卫组成人体表层的防御网络。

张仲景《伤寒论》中的荣卫就是《素问》的荣卫观。

后世医家荣卫与营卫并提，认为"荣"便是"营"，我认为这是基本概念的混淆，需要厘清这些概念，读经才能不迷惑。

营卫同损或单独损伤类病症

临床常见的外感六淫、内伤七情、饮食劳倦等原因引起的病症，人体在感受到这些邪气时，经脉中的营卫之气会一起去抵抗。卫气在外以抵御邪气的入侵，营气在内以提供营养并修复损伤，此时营卫相随，一损俱损，一荣俱荣，这时医生如果按前几章中的方法去调整经脉血气，则病可治愈。

除以上病症外，临床上也常会遇到营卫单独损伤的病症，或只损伤卫气而未伤及营气，或只损伤营气而未损伤卫气，对这两种情况会在下面逐一分析。

三、卫气失常

只有卫气损伤而营气未伤有两种情况：一是卫气积于胸腹腔内，二是卫气积于皮肉、气血、筋骨之处。

卫气积于胸腹腔内

卫气积于胸腹腔内，多为猝然感受外邪，卫气紧张防卫，导致气郁于胸腹。

常见的病因有猝然而起的巨大情绪波动、猝然吸入冷空气、胸腹猝然受寒、贪凉饮冷等，突如其来的邪气让卫气猝不及防，发生逆乱。

临床表现常为急性发作的胸腹腔内疼痛，或胸、腹、胁肋、胃等部位胀满。说明胸腹腔内的防御系统拉响了警报，内在卫气在胸腹腔内郁闭，不能外出。

内在的气郁闭于里不能外出，用力向外撞击，外在邪气使气血紧张，神经绷得很紧。外边绷得越紧，里面的气郁闭得越重越用力往外出，里面的气向外出的力量急切，使外在的气更紧张而绷得更紧，这样病人便表现出剧烈的疼痛、胀满。

脉象

下面体会一下这种状况下的脉象：内在的气用力往外顶，脉象会有一部脉高高鼓起；外在的气使神经绷得很紧，在脉象上会表现出脉管壁的紧张度很高，脉弦急。内外相合在脉象上的表现即是脉"大而弦急"。

卫气积于胸中，则两寸脉大而弦急；积于腹中则关脉或尺脉大而弦急；上下皆满，则整体脉皆大而弦急。

治法

伯高曰：其气积于胸中者，上取之；积于腹中者，下取之；上下皆满者，傍取之。黄帝曰：取之奈何？伯高对曰：积于上者，泻人迎、天突、喉中；积于下者，泻三里与气街；上下皆满者，上下取之，与季胁之下一寸；重者，鸡足取之。诊视其脉大而弦急，及绝不至者，及腹皮急甚者，不可刺也。

《灵枢·卫气失常》

　　治疗的原理是顺着卫气在胸腹腔内出入的通道疏通引导，"胸气有街，腹气有街，头气有街，胫气有街"，四通八达的大道为街，卫气在胸腹腔、头腔的出入，以及大腿深处的通道就是气街，这些气街可以治疗卫气在这些地方的拥堵逆乱。卫气的循行循分肉，在经脉的外层与经脉同行，找到胸腹腔周围大的分肉，这就是气街的穴位所在。

　　卫气逆于胸腔可以沿大道向上引导，泻人迎、天突、喉中；

　　卫气逆于腹腔可以沿大道向下引导，泻足三里、气街；

　　胸腹腔皆满，可上下左右同时引导。

禁忌

需要注意以下两种情况不能针刺：

　　1. 脉绝不至者，即气彻底闭阻于里，一点也出不来，这时疏通大路也没有用，因为完全闭到内里了，此时寸口脉微摸不到，此为"逆厥"，不治。

　　2. 腹皮急甚者，如果腹部坚硬如板，腹痛剧烈，不能针刺。这个表现在现代医学中的学名叫"急腹症"，这在古代的医学条件下大概率是死症，现在需紧急抢救，勿延误病情。

卫气积于皮肉、气血、筋骨之处

　　卫气积于皮肉、气血、筋骨之处，多为外伤导致的局部组织损伤。

　　局部的损伤没有引起人体整体气血的抗击，也没有造成经脉郁堵，只在经脉的表层卫气层次有损伤。病人表现为身体局部某个位置的疼痛，疼痛位置局限，不引起整体不适。此时询问病人不适时，病人会明确告诉医生某个局部疼痛，说明这个地方卫气不通畅。

脉象

　　此时病人的脉象会表现为寸关尺有一部脉微微鼓起，且这个鼓起的脉表层紧弦。这种紧弦是脉管壁紧张度增高引起的，说明这个位置的表层卫气是郁阻的。

局部的疼痛越剧烈，相对应的这一部脉的脉管壁表层紧张度越高，而其他脉位的脉搏依然松软。如果局部疼痛轻微，寸口脉的反应可能很轻微，摸脉摸不到异常。

对比：外感六淫、内伤七情、饮食劳倦所引起的经脉病，寸关尺三部脉有一部脉紧张，其他脉也都会随之而紧张；一部脉松软，其他脉也松软。紧张度或松软度在寸关尺会有差异，主战场的位置最紧张，气血最虚弱的位置最松软。但整体紧张度的变化是相对均匀的，脉搏力度在最紧的位置与最松软的位置差异不大。沿寸关尺三部脉切循，会感觉指下在向主战场靠近时力量逐渐增强，在向气血最虚弱的位置靠近时力量逐渐减弱，这个力量的变化比较平缓。

卫气病的脉象：因为没有全身气血的反应，所以卫气病的表现是非常局部的，只有一部脉鼓起，这个鼓起非常明显，远高于其他脉，且脉管表层比较紧弦。

脉管壁的紧张度变化三部脉是不同步的，会有一部脉的紧张度明显高于其他脉。

沿寸关尺三部脉切寻，会摸到脉管在某一个位置的紧张度突然增强，像是套了一层硬壳，而且有边界。在边界内的紧张度是高的，而边界外的紧张度远低于此，反映了在边界内有卫气郁闭。

治法

黄帝曰：病形何如，取之奈何？伯高曰：夫百病变化，不可胜数，然皮有部，肉有柱，血气有腧，筋有节，骨有属。

黄帝曰：愿闻其故。伯高曰：皮之部，腧于四末；肉之柱，在臂胫诸阳分肉之间，与足少阴分间；血气之腧，腧于诸络，气血留居，则盛而起；筋部无阴无阳，无左无右，候病所在；骨之属者，骨空之所以受液而益脑髓者也。

黄帝曰：取之奈何？伯高曰：夫病变化，浮沉深浅，不可胜穷，各在其处。病间者浅之，甚者深之，间者少之，甚者众之，随变而调气，故曰上工。

《灵枢·卫气失常》

对于卫气的失常，治疗前首先要看是哪个组织损伤而导致的卫气不通，损伤骨、筋、脉、肉、皮等不同，治疗的方法也不同。总的原则是顺着卫气走行，疏通相邻的关卡，使卫气舒畅。

人体在受到外伤的一瞬间，卫气奋起抵抗，此时会表现出卫气不通产生的疼痛症状，这是机体的自我保护，不需要治疗。

如果损伤已过，而卫气仍然不通畅，局部仍然疼痛，这说明卫气"温分肉，充皮肤，肥腠理，司开阖"的功能失常，治疗则需要沿卫气走行的关卡疏通卫气，使其畅通。

1."皮之部，腧于四末"

皮肤的损伤多因蚊虫叮咬，或者皮肤接触污染物，导致某处皮肤或痒或痛。

治疗方法是根据病变皮肤所在的经脉，循经取四末的井穴。皮肤纹理平滑，卫气运行于皮肤纹理中没有关卡，只有在四末卫气交接处有关卡，故其腧在四末。

针刺方法是用针在井穴的皮肤小幅度捻转，当针尖穿破皮肤层就停止深入，拔针，如此反复针刺几次。针刺不是深入井穴，而是在井穴表皮的皮肤。

此处需要强调一下：如果病变是某条经脉的气血像冬天一样不能出，则针刺井穴需要针尖抵达井穴深处骨的位置；如果病变在经脉的皮肤，为卫气损伤所致，则不能深入，只在井穴的皮肤表层治疗。

还需要说明的是，临床上常见的皮肤病，或者皮肤的过敏反应等，虽然病位在皮肤，但这是内在气血不畅的外在表现，病根并非卫气在皮肤的郁闭，不能按卫气郁闭来治疗。

2."肉之柱，在臂胫诸阳分肉之间，与足少阴分间"

肉的损伤，多因某一个姿势导致肉的堆积，堆积的肉阻塞卫气流通，卫气不能化开而郁堵。

郁于关节处，则表现出关节沉重疼痛，屈伸不利，或动则弹响等；

郁于肌肉处，则表现出某一个位置的酸沉疼痛，现代医学多诊断为肌肉劳损。

治疗先要明确疼痛的位置，然后再寻找针刺位置：

如果疼痛在阳经走行所过之处，则以疼痛为中心，顺着经脉的走行在分肉间上下切寻，找到皮下有黏滞感或者有脂肪颗粒的地方，这个地方即针刺腧穴所在；

如果疼痛在阴经走行所过之处，则在足少阴的分肉间找寻，尤其是三阴交处，多会有粘连感和压痛，这个地方即针刺腧穴所在。

3."血气之腧，腧于诸络，气血留居，则盛而起"

脉的损伤，多因跌仆损伤或钝器击打等引起，表现为某一个地方比较剧烈的疼痛，甚者发热红肿。

治疗方法就是沿经脉走行在肘膝关节以下的位置找怒张的血管，找到后用采血针刺破，挤出淤血即可。

4."筋部无阴无阳，无左无右，候病所在"

筋的损伤，其特点是肌肉痉挛疼痛，能屈不能伸，伸则拉扯紧张的筋而疼痛加剧。

可以找到紧张的肌肉，在局部针刺使其放松；也可以沿经筋的走行，在病变上下找筋结之处，筋结处会触摸到像疙瘩一样的硬结，或横在肌肉上的硬条索，针刺硬结或条索中心可使卫气通畅。

经筋的走行以及筋结的位置详细记录于《灵枢·经筋》中。

5."骨之属者，骨空之所以受液而益脑髓者也"

骨的损伤，多因寒气深入所致，表现为深层次的疼痛，且疼痛畏寒喜温，不一定在关节周围，各处皆可有损伤。

治疗方法是沿经脉找到病变上下的关节，活动患侧关节使关节打开且放松，针刺骨关节，就会让阳气从深处涌出，疏通卫气在深层次的凝滞。

如果是胸腹部的深处受寒，可以在督脉上找到压痛位置，督脉穴位是脊柱骨之间的空隙，是人体最大的骨空，通阳气力量很强。

如果疼痛是在四肢，则可在腕、踝、肘、膝处针刺。

需要注意针刺这些缝隙时，避免针尖伤到关节间的软骨。

如果针在刺入的过程中感到有阻滞感，须退针调整针尖方向。

如果针刺太用力则会伤到软骨，造成关节损伤。

对比：巨刺与缪刺

对于卫气不通引起的病证，《素问》采用的针法是巨刺与缪刺。

因为《灵枢》与《素问》的概念不统一，我们不能将巨刺、缪刺的适应证完全对应于《灵枢》的卫气病，但大体而言这些卫气不通的病症是可以用巨刺与缪刺治疗的。

巨刺就是左病治右。卫气在某个局部不通而引起疼痛，这时候在对侧同样的位置针刺，可以提升患侧卫气在病变处的流通，加速病变的修复。

后世以对应点建立的针刺方法皆是由《素问》的巨刺发展而来的，如能灵活运用也可以作为《灵枢》的补充。

缪刺详见于《素问·缪刺》中。具体缪刺与巨刺的细节在此不展开论述。

四、卫气标本

标与本的本意是指树梢与树根。

一棵小树，如果踢一下树梢，树仅仅会晃一下，发生的是表层大幅的晃动；踢一下树根，则会发生深层次的晃动。

标为树梢，针刺标可以治疗较大范围偏表层的卫气损伤。

本为树根，针刺本可以治疗较深层次的卫气聚集引起的损伤。

如果局部的损伤较重，或者局部损伤面积较大，或者损伤波及骨筋脉肉皮多个组织，造成卫气郁堵严重，在治疗时如果只在局部疏通卫气，则很难疏通郁堵，需要针刺卫气的标。

如果损伤长久迁延不愈，卫气损伤较深较重，疏通局部也难以恢复，则需要针刺卫气的本。

十二经的标

六阳经的标

六阳经的标：位于头面部，在耳、目、口、舌周围。

头为诸阳之会，六阳经的阳气皆上行汇聚于头面，故头面耐寒，且头面部的皮肤非常娇嫩，轻微针刺就会引起人体阳气强烈地与针相感，故针刺头面的穴位可以使该条经脉表层的阳气畅通。

每条阳经在头面部的循行，都有一个最狭窄的卫气容易滞留的位置，这个位置就是标的腧穴所在。针刺这些腧穴，可以使整条经脉表层的卫气快速流动，对于急性大面积的损伤，针刺这些穴位并适当留针十几分钟，都会取得良好的治疗效果。

当卫气在标的位置郁滞，局部皮肤会发红或发暗，用手轻轻触摸皮下，很多时候会有小疙瘩。如果郁堵严重，这个小疙瘩摸起来会像被蚊子咬过一般，此即是穴位所在。

如急性腰扭伤，腰部大面积的疼痛，足太阳经卫气郁滞，就可以在足太阳的标——攒竹穴附近针刺。沿经脉方向平刺，得气后留针并让病人轻微活动腰部，可快速缓解大半疼痛。剩下的再配合其他针刺方法收尾。

时下有许多新的针法，常见的如耳针、眼针、手针等，以全息理论为指导。在人体找到一片区域（这个区域内的皮肤比较柔嫩，因为柔嫩所以卫气的反应灵敏），在这个区域内划分出人体的各个部位，针刺这些位置可使相应区域的卫气运行加速，达到快速止痛，效果非常明显。但这些针刺没有作用于经脉，只刺激了表层的卫气，故不能调整经脉病，主要对卫气不通有较佳的疗效。如果明理就知道这些针刺方法的适应证，同时也会知道其局限性。

六阴经的标

六阴经的标：多在背俞穴和腋下。六阴经卫气大范围的不通畅很少见于四肢，多是在胸腹腔内。胸腹内的卫气不通，可以针刺六阴经的标以温通。

胸腹内剧烈的急性卫气郁闭，针刺气街可以疏通。

稍微缓和一些的脏腑内卫气不畅，针刺或艾灸背俞穴或腋下皆可有较好的效果。

当内在脏腑卫气不畅，相对应的背俞穴位置多会微微鼓起，或表层皮肤微微有一层色素沉着，或局部有一小撮汗孔较粗大，按压多会有明显的酸痛感，此即穴位所在。

"五脏之腧出于背"，针刺或艾灸背俞穴可以直接引导太阳经的阳气作用于五脏，恢复相应脏器的活力。如果是寒气入里或是脏腑过于虚劳，导致的脏腑功能问题，背俞穴皆会有相应的卫气不通的反应，针刺或艾灸皆可有好的疗效。

病人的表现为内脏某一部位长久的疼痛，得温则减，或者某一脏器功能虚弱，稍一过劳则该脏器便表现出症状。

病人脉象会表现出一个脉位表层微紧，下按内里比较松软，微紧为卫气不通，松软为虚，只有这一个脉位异于其他脉。此时可以针刺五脏的背俞穴，以温通五脏阳气。

如有的人常年脾胃虚弱，摸脉只有右关脉表层松软，其他脉很正常，此时就可在后背脾俞周围找异常点，补法针刺或艾灸，皆可取得较好的效果。个人经验艾灸效果要优于针刺，针刺时要注意深度，不可过深。

十二经的本

卫气在深层的运行，是伴随经脉的走行在分肉间穿梭。当一个部位损伤未得到及时修复，年岁日久逐渐深入，影响卫气在深层次的运行，此时就需要针刺卫气的本。

如表现为某一部位深层的疼痛，脉象表现为整体脉比较沉，有一部脉微微鼓起，鼓起的表层紧弦，说明这个部位深层次卫气的郁闭。

根据病痛的位置，循经找到卫气本的位置，针刺本可疏通深层次的卫气，从而温通深层的郁滞。

大部分卫气深层次的郁滞，只要针刺本就可以疏通，无需补泻。

如果卫气郁闭较实，卫气在奋起抗击损伤，此时脉象会沉而有力，表层血管壁的紧张度也会较大，脉管壁较硬，脉紧弦有力。触诊卫气本的位置皮肤会比较绷紧，上下推动皮肤会感觉周围皮肤贴紧不易推动，皮下微热，此时需要在本的位置用针刺泻法。

如果卫气郁闭偏虚，卫气已无力抗击邪气，此时脉象会沉而无力，血管壁会失去弹性，脉管壁疲软，就像橡皮筋长久绷紧会乏软无弹力且变硬一样，脉象亦是如此。长久的卫气不通导致卫气衰弱，脉象表现是整体沉而无力，脉管壁会比较硬，有弦紧的脉形，但没有紧绷的力量。触诊卫气本的位置皮肤会比较松软，上下推动皮肤会感觉松软无弹力，皮下微寒，此时需要在本的位置用针刺补法。

"下虚则厥，下盛则热"，厥是冷之意，即是说如果深层的卫气虚，在本的位置会比较寒；深层的卫气盛，在本的位置会比较热。这个寒热是医生触诊的感觉，医生将手指背面轻轻放在本的附近，并上下左右试探对比，就会感受到这个区域皮肤的温度是否有异常。如果是实证，皮肤会有微热的感觉，虚证就会微寒，这个寒热与周围的皮肤对比较明显。

如果一条经脉深处有卫气不通，但该经本的位置皮肤没有寒热变化，则针刺不需要补泻；如果皮肤有寒热变化，则寒则补，热则泻。

标本针刺

卫气行于分肉，故无论针刺卫气的标或本，都要针刺在分肉之间，不可使针与肉相缠。有的穴位，皮下与骨之间距离较近，甚至皮下就是骨，骨与皮相邻中间没有分肉填充，可沿经脉走行方向平刺。

针刺十二经的标，是从外向内疏通经脉周围的卫气；针刺十二经的本，是从内向外疏通经脉周围的卫气。

一部脉浮而紧，疼痛范围较大者，刺卫气之标；一部脉沉而紧，疼痛位置比较深者，刺卫气之本。

能知标本，就可治疗身体各部位的局部卫气损伤。

关于卫气标本的记载详见于《灵枢·卫气》。

五、卫气的候时补泻

卫气的补泻方法不同于经脉气血的补泻。卫气的补泻方法是候时补泻，补泻取决于针刺的时间点，即在某个时段针刺某条经脉而实现补泻，非通过不同手法补泻。

欲明卫气的补泻，先要明白卫气在人体的运行规律以及天地对卫气的影响，详见于《灵枢·卫气行》。卫气的运行极为精微，接下来需要读者结合《卫气行》学习卫气的运行规律。

卫气是人体的防卫之气，人在清醒的时候防卫之气行于经脉周围，人则有精神充满活力；人睡着后，防卫之气入于内里，修复内里脏腑。

白天，人醒来睁开眼，意识状态由睡眠转为清醒，伴随着睁眼，人体的卫气亦从内里涌向经脉之中。

卫气的主要通行路径是从眼向上涌出，循足太阳经行到足。同时，有许多的分支从外侧扩散开来，循其他五条阳经行到四末。

即卫气在阳经伴随经脉运行于每条阳经的分肉之间，从眼行至四末；行至四末后从足心与手心沿阴分（卫气在阴经不分经脉，统称为阴分）往回走，回至目。可见，卫气在经脉周围的运行通道为：六阳经与阴分。需要强调的是这里的阴分是指阴经，不是内脏。卫气的运行起于目，向四面散开，从阴分回，终于目，周而复始。

夜晚睡觉，卫气行于内脏之间，从足少阴经注于肾，肾注心，心注肺，肺注肝，肝注脾，脾注肾，如此周而复始。

一天中人体卫气行于周身五十周，白天卫气在经脉中周行一周的时间是 28.57 分钟，卫气在五脏周行一周的时间也是如此，总共五十周。白天人体卫气会往外走，故人会清醒有精力；夜晚卫气会往里走，故人会想要睡觉，只有睡着卫气才能入到内里。

故智者之养生当顺应日夜调整作息：日出而作，白天运动劳作，顺应卫气外出；日落而息，晚上保持安宁，顺应卫气入里。

经中说"昼日行于阳二十五周，夜行于阴二十五周"，这是理想的状态下对卫气的描述。理想状态指的是日夜长短一致，人体完全合于天地，随日出而醒，随日落而眠。平时人难以达到如此的理想状态，卫气行于外经的时间多于行于五脏的时间，故行于阳与行于阴的周数不固定于各二十五周。但总的一天下来，卫气行于周身五十周是固定不会变的。

以上为人在生命活动过程中卫气的运行。

人体的卫气运行还有一个影响因素，即太阳对卫气的补充。这个因素加注于卫气之中，给卫气增加了一份力量，我们可以借用这个力量来干预卫气在人体的运行。太阳对人体卫气的补充始于太阳初生，"平旦为纪，夜尽为始"，终于太阳落山，"日入为止"。在这段时间里太阳每时每刻都在给予卫气运行以力量，影响着卫气的运行。

太阳加注于卫气所在的经脉即是人气所在。"病在于三阳，必候其气在于阳而刺之；病在于三阴，必候其气在阴分而刺之"，即是说针刺卫气欲行补泻，必须要等到太阳将气加注于相应经脉之中的时候才能针刺。如果要对足太阳经针刺补泻，就要等到人气在太阳经的时候针刺。"失时反候者，百病不治"，离开了这个时间点针刺就不会有补泻的效果。

"是故日行一舍，人气行三阳与阴分，常如是无已，与天地同纪，纷纷盼盼，终而复始，一日一夜，水下百刻而尽矣"。太阳加注于卫气的运行，与天地同纪，即太阳于周天二十八宿上行走一宿，太阳加注卫气于人身行一周。日行一舍的时间是 51.4 分钟，在此时间里卫气行三阳与阴分，故卫气行每一经的时间为 12.86 分钟，即 12 分 51 秒。

太阳加注于卫气的顺序是：太阳、少阳、阳明、阴分，常如是无已。

"大要常以日之加于宿上也，人气在太阳"，如果将天穹分为二十八个星宿，"房、昴为纬，虚、张为经"，此四宿为四正位，太阳行走到这四个正位的宿上的时候，人气在太阳。太阳行走到此四正位的时间为当地时间的卯、酉、子、午四个时辰。也就是说在当地时间的 5:00、11:00、17:00、23:00 准点时刻，人气刚进入太阳经。其他时刻人体所在即可依次推导而出。

由太阳加注于卫气的运行速度，太阳加注于卫气的顺序，加注于太阳经的时刻点，就可以知道每个时刻太阳加注于卫气的经脉，如此便可候时针刺。

这里需要注意的是，要以当地时间为准推导人气所在的经脉。地域不同则当地时间与现在钟表的北京时间，会有或前或后的差异。

下面以我所在的城市济南为例，将生活在这里的人们不同时间人气所在经脉的时间列了一个表格（表2），方便针刺时查阅。济南当地时间比北京时间晚12分钟，每个时间点都是人气到达该经的时刻。读者可根据自己生活区域的当地时间与北京时间的差异，列一个属于自己所在区域的卫气加注时间表。

表2　济南人民不同时间人气所在经脉

经脉	时间												
	上午								下午				
太阳	05:12	06:03	06:55	07:46	08:38	09:29	10:21	11:12	12:03	12:55	13:46	14:38	15:29	16:21
少阳	05:25	06:16	07:08	07:59	08:51	09:42	10:34	11:25	12:16	13:08	13:59	14:51	15:42	16:34
阳明	05:37	06:29	07:20	08:12	09:04	09:55	10:46	11:37	12:29	13:20	14:12	15:04	15:55	16:46
阴分	05:50	06:42	07:33	08:25	09:16	10:08	10:59	11:50	12:42	13:33	14:25	15:16	16:08	16:59

"刺实者，刺其来；刺虚者，刺其去"，将每一时刻平分为二，如果要对卫气行泻法，要在前半段的时间针刺，即气刚到这个经脉之中的时候针刺；如果要对卫气行补法，要在后半段的时间针刺，即气要离去之前的时候针刺。

"谨候其时，病可与期"，卫气的补泻一定要等待时机方可针刺；"谨候气之所在而刺之，是谓逢时"，只有逢时，针刺才会起到对卫气补泻的效果。如果病人来诊时还没到需要针刺的时间点，就让病人做好准备，静待时至；如果病人来诊时刚过需要针刺的时间点，就让病人再多等一会儿，最多等三刻钟，待时到再刺。如果太阳已下山，就需要等到第二天再针刺。

《灵枢》中候时针刺的方法只有此一种。在对的时间针刺，确实会起到远优于非时针刺的效果。但我们不能放大时间针刺的适应证，这种针刺方法只适用于调整卫气虚实，不适应于调整经脉虚实；更不能把简单的候时针刺方法复杂化、神秘化，更不能过分包装。

月的圆缺影响营血的盛衰，太阳在二十八星宿穿梭影响卫气的盛

灵枢理法

衰，即日与月的相对位置影响营血，日与星的相对位置影响卫气，此天人相应为真实存在的规律。规律只可能被发现，不可能被创造与改写，这规律经典早已道明，悖于此则无论多么玄幻都是虚假的，需要保持清醒的认知，勿吹捧，勿迷信盲从。

六、营气病的诊断与治疗

接下来我们谈论单独的营气病。

营气化为血充满整个经脉系统之中。

经脉分为正经、大络、浮络、孙络。大络、浮络、孙络统称为络脉，是从正经分出的横行分支。

正经之中如果营气郁滞，卫气必与营气相裹攻击郁滞。络脉之中如果有郁滞，则不影响正经的畅通，此为营气病。因为这些不通不在正经之中，故可称为"奇邪离经"。

奇邪离经

"奇邪离经，不可胜数"，正经损伤，正气抗击邪气，会表现出特有的正气与邪气相战象。如是寒邪引起的就会有拘紧之象，不同的经脉在抗击寒邪时会表现出每条经脉特有的象。只要放松用邪客在门的思维很容易能看清疾病的真相。

当邪气在络脉导致络脉不通时，邪气没有与正气正面冲突，故邪气损伤的象不能表达出邪气的性质，同时正气在抗击这些邪气时也没有正经所该有的象，这就是奇邪离经的络脉病特点。这些疾病种类繁多，表现各异，不可胜数。

正经病多有明确的加重诱因，如由感受风寒引起的，会遇寒加重；由生气引起的，遇生气的情绪会加重。因此，询问导致病情加重的因素有利于判断邪在经在络。

奇邪离经的病情表现则不同，其加重往往没有规律性，常莫名其妙加重。因为没有规律，所以很多人会迷信，认为是鬼神所作。然而这绝非鬼神所作，是邪居于络脉所致，这种邪气可以称为"贼风"。贼风并非真正的风邪，是像小偷一样偷偷藏在正经之外的络脉之中，不引起正气正面的反应，而又常常在正气不注意时偷袭，故似鬼神。

想要更真实地了解奇邪离经的络脉病，就要对人体络脉系统有充分的认知，要深入学习《灵枢·根结》，"不知《根结》，五脏六腑，折关败枢，开阖而走，阴阳大失，不可复取"。

根结

络脉，只要不是十二正经的血脉都是络脉，"诸脉之浮而常见者，皆络脉也"，在体表能看到的所有静脉血管都属于络脉。络脉像一个网，分布于全身，并与正经相连。细小的络脉从四肢末梢开始产生，越聚越多，故所有络脉皆根于四末。

络脉在头面五官与胸腹腔内的消化道中布散非常密集，因为这些器官需要接受外界的信号或吸收食物中的能量，所以需要较多的气血滋养，故这些位置有无数微小的络脉聚集，是络脉聚集处，故络脉结于此。

十二经各有根、结。根与结像是络脉的两端，络脉从根处发起，不断分支，越来越多，之后不断汇集，聚集于结的位置。这样在根与结之间形成密密的网络，分布在每一条正经的表面。

每条经的络脉都对人体有相应的功用，络脉血流通畅，则所过之处的组织得到全面滋养。正经为大的主干，滋养大处，络脉为分支，滋养细微处。每条经的细微处得到滋养，则发挥其相应的功能，"太阳为关，阳明为阖，少阳为枢"，关为门闩，阖为门扇，枢为门轴。

太阳经的络脉布满人体后背

大家体会一下，后背表层皮肤腠理微小肌肉的紧张与放松。体会这些微小肌肉向脊柱中心微微紧张，这种微微紧张不带动大的肌肉，只发生在表层。

太阳经表层微小的紧张会让人体处于防御状态，使邪气不得进入。所以当有外邪入侵的时候，人体太阳经的络脉会让表层紧闭，以阻止外邪入侵。

"太阳为关"，关为门闩，即太阳经的络脉在人体就像门闩一样。门闩是用来锁门的，通过锁门来抵御外敌。因此只要门闩正常，外敌来了将门锁好，外邪就不能进入，故太阳为关。

阳明经的络脉布满人体前侧

体会前侧胸腹表层微小肌肉向中心微微紧张，这微微的紧张会让人的气微微前倾，会微微引导人体气向前，以向前出击。

阳明经表层微小的紧张会让人处于兴致勃勃的兴奋状态，当人在兴奋想要行动时，阳明经的络脉会充满气血，提供向前的动力。

"阳明为阖"，即说阳明经的络脉在人体就像门扇一样。门扇是门的主体部分，只要门扇正常，气血就能自由外出。

少阳经的络脉布满人体两侧

体会身体两侧胁肋表层微小肌肉微微紧张，这微微的紧张会让人能够灵活地左右转动，会引导人灵巧躲闪。所以少阳经的络脉在人体就像门轴一样。

"少阳为枢"，枢为门轴。门轴主门的开合，只要门轴正常，则出入通畅。

三阴经的络脉

阴经络脉行于身体内侧与胸腹之中，三条阴经的络脉分别结于消化系统的上、中、下三个位置：少阴结于舌（廉泉），厥阴结于食道（玉英），太阴结于胃（太仓）。

关阖枢

关，是用来防止外敌进入；阖，是控制内在气血外出的；枢，是调整关与阖的气血分布。

关折，即门闩坏了，不能防贼，就会经常有盗贼入侵。故太阳经络脉病，其表现是平时无不适，忽然会有暴病起，起势汹涌，去时无息，发病时剧烈难受，过后又安然，找不到病痛。如很多神经性头疼痛等，发病时无诱因的剧烈疼痛，没有规律，时痛时止，止时头部无任何不适。如太阳经络脉不通，会在体表某片有硬的如鳞片一样的肌肤病变，鳞片周围皮肤比较松软，而鳞片处皮肤比较硬。

阖折，即门扇坏了，本来两扇门掉了一扇，屋里的人总是向外跑。故阳明经络脉病，其表现为气不能固涩，总是向外散失，内在气血散失则经脉所过之处痿软无力，病人会表现出一些虚弱的症状。

枢折，即门轴坏了，门总是摇晃。故少阳经络脉病，其表现为骨节松软，走路时不能给予稳定的支撑，向前进攻没有力量，向后防御也没有力量，就这样前后摇晃，病人会表现出一些若实若虚的症状。

阴经的络脉主人体营养的吸收，太阴为关，厥阴为阖，少阴为枢。

关折，则食物不能运化为精气，表现为或食不下的噎膈，或食不化的洞泻，因营养不能吸收则气不足。

阖折，则情感容易悲伤，甚者过悲而晕厥。

枢折，则容易有脉结不通。

如果络脉有邪气，正气当下正在与邪气抗击，病人当下最苦的症状也与此相关，则人迎气口脉可以诊断当下的邪气所在。

如果络脉有邪气，正气当下没有与邪气相抗击，病人最苦的症状现在不发作，过去时常发作，预判未来也会再次发作，而当下安全，此时人迎气口脉只能反应当下病人的体质，不能反应邪气所在，判断络脉邪气所在的经脉主要依靠病人的症状描述。

关阖枢的认识混乱

关阖枢是以门为比喻描述人体的络脉系统。从明末清初开始有一批经方家，为了拔高张仲景的医学地位，将《伤寒论》的六经体系复杂化，把《根结》的关阖枢改为开阖枢，并赋予各种气化学说理论，这就使《伤寒论》复杂难懂，也使《根结》的关阖枢体系混乱。

仲景的伟大不在于他的理论多么深奥，而在于他的真实：他的语言是简单真实的，他对疾病的观察是简单真实的。他的方剂是简单的药物配伍，疗效是真实高效的，这些均是他合于道的自然展现。仲景如此，经典《灵枢》亦是如此，关阖枢是很简单真实地在描述络脉。之所以难懂就在于后世那些落第举子，不安于简单真实地探索疾病真相，骨子里的骄傲使他们不屑于低下身子去观察疾病，还总想彰显自己的学识比别人深奥，故从他们的口中将简单的医理说得复杂难懂，使跟随学习的学子迷惑。

其实并非玄奥高深的理论就比简单的理论高明，只要去除骄傲之心，沉下心去读经典，一切自会明了。

七、根结治疗

络脉的治疗要视络脉郁堵的位置分两部分讨论，在讨论之前我们还要更精细地观察络脉。

络脉走行

络脉的运行特点是：根、溜、注、入。

络脉从四肢末梢发起，是极微细的细小络脉，为根；

络脉发起后逐渐汇聚成小细流，为溜；

进一步扩展开并不断地汇集，汇注成较粗的支流，为注。

汇注而成的络脉沿正经的表面布散至全身，形成一张由微细血络、小的血络与大的血络编织而成的网。

根，可以调整整个网中的极微细血络；溜，可以调整整个网中的较小血络；注，可以调整整个网中的较粗血络。

这个网通过大络与正经相连，将血液输入到正经之中，为入。

阴经的血络通过络穴入到经脉之中；阳经的血络有两个入口，头面部的血络由颈部周围的穴位注入，身体其他的络脉由络穴注入。

络穴除了是络脉汇入到经脉的通道，同时络穴也是正经向外支出通道。

正经向外支出的一个方向是支向表层的络脉，另一个方向是走向深层相表里的正经，与相表里的正经支出的络脉相连。表里相连的络脉为人体最大的络脉，有十五条，为十五大络。

明白了络脉的走行，再看络脉郁堵的两种情况：一种是在表层网络，即在根、溜、注处的郁堵；另一种是络脉不能汇入正经，表层网络是畅通的，只是不能汇入经脉之中，即病在入处。接下来我们逐一探讨。

络脉在根、溜、注处郁堵

原因

"此皆尝有所伤于湿气，藏于血脉之中，分肉之间，久留而不去。

若有所堕坠，恶血在内而不去，卒然喜怒不节，饮食不适，寒温不时，腠理闭而不通。"（《灵枢·贼风》）即络脉在根、溜、注处郁堵的原因，或是某一部位长时间暴露在寒湿的环境里，或是软组织损伤导致血流不通，或是饮食营养不全面造成某一片区域络脉得不到滋养而郁堵，或是一些放不下的情感使某一部位的络脉不通，等等。

络脉病的原因常见的是情志不遂，一个人如果内心有愧于义的阴影，就容易造成络脉之中的血脉不通，因为当回忆起愧疚之事时心会揪住，同时人体有一些微细的络脉也会揪住，造成络脉不通。在中医的认识里：心身是一体的，是相互影响的。内心看不见的阴影会在身体上也留有阴影。

症状

病人除了会表现出络脉病的症状（这些症状难以用正邪相争的思维分析清晰），同时身上还会有看得见的瘀络。所谓瘀络就是静脉血管。

如果静脉血管与经脉同方向竖行，且颜色正常，触摸血管也不坚硬，下按柔软，为正常的络脉。如果静脉血管横行，横居于皮下，颜色与压力异常，为病态的络脉。

若颜色或紫或红，血管高鼓，触摸较硬，且下按血管内有张力，此为络脉实病；若颜色或青或暗，血管内伏，或仅隐隐可见，此为络脉虚病。

"血脉者在俞横居，视之独澄，切之独坚。"（《灵枢·九针十二原》）只要一条经脉的外周网络中有郁堵，这条经脉的根、溜、注周围必有横行的血络，或一条，或多条，这些血络就是针刺治疗的位置。

脉象

病人双手的寸关尺会有一部脉像打结一样将脉管分成两段。

沿着寸、关、尺切循，大多会在关脉前后摸到一个鼓起，下按这个鼓起点，会感觉越下按越有力量，最有力的位置在脉管底部，说明血管内的血流有郁堵。

"一经上实下虚而不通者，此必有横络盛加于大经，令之不通，视而泻之，此所谓解结也。"（《灵枢·刺节真邪》）因为郁堵，摸脉的两端，即寸脉与尺脉的力量差异较大，寸脉有力，尺脉虚软无力。

卫气不通与营气不通都会在关脉上形成一个小包一样的鼓起。因卫气在经脉的表层，故卫气不通鼓起的最结实的位置在脉管的表层，脉管壁紧张度高，脉紧弦，寸脉与尺脉力量差异不大；营气行在脉中，故营气不通鼓起的最结实位置在脉管内部，且会造成较明显的寸脉与尺脉力量的差异。

如果郁堵的血络比较小，那么脉象没有变化。很多位于手经的络脉不通在脉象上都没有变化，只有病人说的局部不适的症状。

治疗

视血络的郁堵情况与正气的状况对血络进行治疗。

1. 正邪皆实

如果脉搏搏起比较滑利，且搏动有力，说明血脉之中正气较足，同时郁堵得也很实，因为郁堵过重气血不能通行，正邪皆实。

此时一定能找到亢盛的血络，这个血络内压力较大，血管怒张较重，必须找到这条瘀络并针刺放血。

"血脉盛者坚横以赤，上下无常处，小者如针，大者如筋，则而泻之万全也，故无失数矣。"（《灵枢·血络论》）

瘀络或是横行迂曲较重、怒张也较重的血络；或是一个微鼓的或青或紫的瘀点，瘀点大如小豆，小如针尖；或是一个小瘀点后边有一条迂曲怒张的血络。

这些血络的位置不固定在某一经，数量也不等，只要在肘膝关节以下找到，都需要用针刺放血治疗。

我个人习惯的放血方法是，用一次性采血针，找到郁堵的点，刺破静脉血管，便会有暗红色的血流出，将血用棉球轻轻擦拭掉，也可用手在血管周围轻轻捏挤帮助瘀血流出，等流出的血色不那么暗了，郁堵点压力释放掉，血流会自然止住。

虽然针刺的是静脉，但有时候瘀堵静脉的压力会很大，刺破血管后血会喷射出，需要提前做好防护，勿喷溅到医生皮肤上。

2. 正虚邪实

如果脉搏搏起滞涩但搏动有力，说明络脉中有的郁堵较实，正气稍有不足，不能疏通郁滞，正虚邪实。

此时在病变络脉的根、溜、注处可以找到横行的微微怒张的血络，这个血络虽然怒张但并不很实，用针刺破出一两滴血就停止了。

对于这些血络的治疗是，对准横行的血络，或者在血络的转弯处，微针刺入血管内，行泻法，留针半小时左右。

有许多陈旧性的局部损伤，都是因为有深层的络脉不通。在这个经脉的根、溜、注处找到血络，针刺会有非常好的疗效。

3. 正邪皆虚

如果脉搏搏起滞涩，同时搏动无力，说明络脉中的郁堵比较陈旧，正气也不足，为正邪皆虚。

此时在病变络脉的根、溜、注处，可以找到横行的若隐若现的沉伏的血络，这个血络是虚的，针刺这个血络很难出血，用手挤也只会挤出淡淡的一小点血。

对于这些虚的血络的治疗方法是用微针刺入血管内，行补法，留针半小时左右。如果虚得较重，则可延长留针时间。拔针并按压针孔，不使出血。

很多长期局部麻木不仁，都可在相应经脉的根、溜、注处找到血络，补血络会有非常好的效果。

针具选择

针刺血络放血需要用粗一点的针，视血络的大小选择采血针。如果血络较大，需要用粗一点的针，血络较小就用稍细一点的针。

调整血络的虚实则必须用极微细的微针，现在临床常用直径大于0.25 毫米较粗的针灸针不能用于血络的补泻。

很多人或许会有疑问，针刺在静脉血管上怎么会有治疗作用？

答案就在经典中。先放下已有的认识，读一读《灵枢》与《素问》，会发现在其中有许多针刺就是刺在血管上。

如《素问·调经论》中治疗"神不足"："神有余则泻其小络之脉出

灵枢理法

血，勿之深斥，无中其大经，神气乃平。神不足者，视其虚络，按而致之，刺而利之，无出其血，无泄其气，以通其经，神气乃平。"即针刺静脉血管，而且一定不能深入到经脉之中。

《灵枢》中针刺静脉血管的治疗更多，如《官针》："络刺者，刺小络之血脉也。"《四时气》："小腹痛肿，不得小便，邪在三焦约，取之太阳大络，视其络脉与厥阴小络结而血者。"《脉度》："经脉为里，支而横者为络，络之别者为孙，盛而血者疾诛之，盛者泻之，虚者饮药以补之。"《杂病》："厥，挟脊而痛者，至顶，头沉沉然，目晥晥然，腰脊强。取足太阳腘中血络。"

可以说《灵枢》对静脉的针刺治疗是比较重要的一部分，很多怪病、陈病在找到血络后针刺皆可取得非常好的效果。

络脉不能"入"于经脉之中

另一种情况是络脉本身是畅通的但却不能入于经脉之中，这是因为经脉与络脉存在盛衰的差异，即经脉与络脉的血流状况不一致，故不能相汇。

原因

导致经脉与络脉差异的原因有很多，或因外感邪气困于表层，或因过度饮酒使气血长时间涌于络脉而不入经，或因误治，误发汗或误用活血药使表络脉虚，误下使正经气血虚，或误补里使正经气血实，或误补表使络脉气血实等，或因压力、沮丧等情绪导致内里气血状态与外界压力不协调。对于这类络脉病，去除诱因非常重要，如果一直误服不对症的药物，或总是处于紧张焦虑的环境，则难以治愈。

脉象

络脉不能入于经脉之中，脉象特点是有一部脉浮而空虚。

沿寸关尺在寸口脉切寻，会在关脉上下摸到一个断开的间隙。在同样的力度下寸脉与尺脉都比较有力，而两关脉力量非常弱，这个感觉就像脉搏在此处断开。

仔细摸断开的位置，脉的表层血管壁会微微隆起，高于周围脉管，这个隆起的脉管壁很松软，紧张度远低于周围脉管的力度。下按此处，会感觉空松，此处的脉就像一个鼓起的蚁穴一般。说明在正经的分支处，气血没有进入，溢出在外。

卫气偏虚的不通也会形成类似的脉，都是一部脉鼓起下按无力，区别在于鼓起的脉位，卫气不通的表层是紧急的，即使长久不愈脉管表层也是硬的；而病在络脉鼓起的表层是松软无力的。

治疗

治疗的穴位有二：一是经脉的络穴，二是颈部周围的穴位。

络穴的取穴非常重要的一步就是揣穴。

五输穴的治疗有时穴位取得不准，只要取在经上，虽然疗效会受影响，但依然还会取得一定的效果，古人曰："宁失其穴，勿失其经。"

但络穴取穴则不然，必须找准穴位，只要穴位不准就一点疗效也不会有。

如果络穴需要治疗，络穴一定会有变化。

需要泻法，络穴处皮肤或微微隆起，或表层有鱼鳞一样的硬斑，或皮下较硬；

需要补法，则络穴处皮肤或微微松软塌陷，或汗毛孔粗大，或皮下摸到一个横断的缝隙。

无论实虚，只要细心在络穴周围轻轻触摸都会感受到穴位所在。

阳经在颈部周围的穴位，需要分清经脉，从中间任脉向外至后项的经脉依次是足阳明、手阳明、手太阳、足少阳、手少阳、足太阳，每条经脉都要梳理清晰，不能误刺到别的经脉。

如果病人脉浮，且表现多为头面症状，治疗针颈部；如果病人脉不浮，其表现为身体症状，治疗针络穴。

络脉与正经的对比

络脉是有形的，正经是无形的。为了描述络脉与正经的虚实，在以下描述中，络脉中的气血状况称为形气，正经中的气血状况称为病气。

形气的虚实可以通过触摸尺肤的感觉判断，病气的虚实可以通过脉搏的盛衰判断。

尺肤诊是触摸手臂内侧，从肘到腕横纹这一片区域的皮肤，这片区

灵枢理法

域长度大约一尺，故称为尺肤。尺肤诊是一套独立的诊法，《灵枢》的作者将其借鉴用于诊断络脉的盛衰，只取了尺脉位置表层的皮肤触诊，这个位置的皮肤松紧状况就能反应络脉中的气血状况。

形气与病气状况不同，治疗方法也不同。

形气不足，病气有余，即尺肤松软，脉象有力，用泻法；

形气有余，病气不足，即尺肤紧绷，脉象无力，用补法；

形气不足，病气不足，即尺肤非常松软，脉象也特别虚软，当饮以甘药，不可刺；

形气有余，病气有余，即尺肤紧绷，脉象也有力，用泻法，同时也要在正经的五输穴辨证补泻。

络脉病，包括根、溜、注、入的所有情况，诊断上除了寸口脉有异常，在病变的经脉所过之处的脉口亦会有病变。

《素问·三部九候论》曰："其脉代而钩者，病在络脉。"经脉所过脉口脉搏的特点是代，即脉搏一会儿有力一会儿无力，这说明这条经脉所过的外周络脉有病：正气入到络脉抗邪时脉变实，正气不去与络脉的邪气反应时脉变虚。

人的精神状态对络脉的影响很大，很多因情志有愧引起的络脉疾病，通过心理疏导将心理问题去除，内里郁滞的情绪释放，则络脉也会畅通。故很多表现怪异的络脉病，未用任何针药治疗，找巫师、心理医生、宗教人士针对心理进行疏导而治愈的原因就在于此。"黄帝曰：其祝而已者，其故何也？岐伯曰：先巫者，因知百病之胜，先知其病之所从生者，可祝而已也。"（《灵枢·贼风》）

八、四海

营卫之气血从经脉中汇聚于胸腹腔与脑腔之内，如百川归海。

当海中之气血饱满，则会有足够的气血从井穴处涌出，经脉之中的气血亦会饱满；当海中之气血亏虚，则经脉之中的气血亦亏虚。

在古人的思维里，天地之间的海域根据地域不同，分为东海、南海、西海、北海，人身之海亦根据不同的位置分为髓海、血海、气海、水谷之海。

人体之四海各有区域：髓海，为头盖骨之内的气血汇聚；气海为胸腔内的气血汇聚；水谷之海为胃肠处的气血汇聚；血海为小腹的气血汇聚。除了汇聚之处，四海之气血亦会溢于人体，髓海之气血充溢于人体骨髓；气海之气血充溢于皮毛；水谷之海的气血充溢于肌肉；血海之气血充溢于冲、任、血脉。

四海病，是指气血在某一片海中郁滞不通，或者某一片海中气血衰少而得病。

四海病有时可以单独出现，有时可以兼见于经脉脏腑病中。

髓海

髓海有余，则脑髓之中壅滞较多的气血，气血都攻在头上，人的大脑会兴奋不已，精神亢奋，躁动不安，不能安静。其脉象特点为两寸脉沉实有力，甚者脉上鱼。即整体脉都很沉细，寸关尺皆沉细，在寸脉的顶部手鱼际与腕横纹相接处鼓起一个小豆大的脉搏，这个脉搏搏指有力，这说明气血郁滞于头内。

髓海不足，脑与骨髓空虚，病人会表现出感觉脑晕，脑中空空，思则头晕，脑内有蝉鸣，足膝酸软，容易晕倒，经常眼前冒金星或者眼前发黑，骨节无力喜欢躺着。其脉象特点是两尺脉空大，或者整体脉皆浮大而中空，如按在皮革上一般，脉象浮在表层，表层坚硬没有弹力，稍一用力下按脉象便松软无力。

髓海有余多因紧张用脑引起，髓海不足多因用脑过度，或房劳过度。整个头盖骨表面的穴位皆有调节髓海的功能，其总的穴位为百会、风府，有余则泻之，不足则补之。

气海

气海有余，则胸腔内气血壅滞不通，病人会表现出气满于胸中，憋闷，喘息不畅。其脉象特点是两寸脉实大，病人的两寸脉会鼓得比较高，下按有力，这说明气血在上焦郁滞。

气海不足，则胸腔与全身的气都衰少，病人会表现出没有力气说话，乏力。其脉象特点是两寸脉浮大而中空，或者整体脉皆浮细而软，如按到一个羽毛一样，微细地浮在脉管表层，下按则无力。

胸部的穴位皆有调整气海的功能，其总的穴位为中府、云门、人迎，有余则泻之，不足则补之。关于气海的穴位，认识上有很多分歧，分歧主要在柱骨究竟是人体哪个骨，有说是大椎骨，有说是锁骨，亦有说是肩部的高骨。我现在认为是肩部的高骨，"柱骨之上下"即是肩部有个向上立起的小骨，在这个骨的下边，即中府与云门穴。

水谷之海

水谷之海有余，则腹腔内有郁滞，病人会表现出时时腹胀满，这个胀满非卫气郁于内里那般急性强烈的胀满，而是时时胀满不化。其脉象特点是两关脉沉实，这个沉实既不同于卫气郁闭的大而紧，也不同于营气郁闭的沉紧实，而是两关脉微微鼓起，下按微微充实，整体脉沉，没有太明显的阴阳偏倾，这说明气血在中焦郁滞。

水谷之海不足，则腹腔内没有气血运化水谷，病人会表现出稍微吃一点饭便不消化，整体乏力。其脉象特点是两关脉微微鼓起，下按空虚，或整体脉宽软无力。

腹部的穴位皆有调整水谷之海的功能，其总的穴位为气街、足三里，有余则泻之，不足则补之。

血海

血海有余，则气血郁滞于下焦小腹内，病人会表现出总是莫名地烦躁，这种烦躁不是因为哪里不舒服引起，其特点是无缘无故地烦躁，总是想要与别人保持距离，总喜欢驱赶别人远离自己，有的女性会表现出痛经等妇科问题。其脉象特点是两尺脉沉实，这说明气血郁于下焦。

血海不足，病人也会表现出莫名的烦躁，这种烦躁更多充满担心忧虑，常无缘无故地担忧，喜欢一个人独居，总想要躲藏到自己狭小的空间里，不让人靠近，有的女性会表现出月经量少甚至闭经等问题。

小腹部的穴位与脊柱两旁的夹脊穴皆有调整血海的功能，其总的穴位为上巨虚、下巨虚、大杼。

四海的体表穴位，均有调整相应海的气血功能。气血在海内有郁滞，体表也会有相应的反应，如皮肤有色素斑、皮下有脂肪颗粒、皮下有硬结等。针刺这些穴位能够疏通内部海中的气血。

九、病在脏腑

当疾病长久失治、误治，正气越来越减损，邪气不断深入，如敌人进入城墙之内，客于脏腑之中，为病在脏腑。

"阴脉荣其脏，阳脉荣其腑"，阳经气血动性较大，内通六腑，六腑胃、大肠、小肠、膀胱、胆、三焦为空腔器官，主消化传导食物；阴经气血主濡润滋养，内通五脏，五脏心、肝、脾、肺、肾为血非常多的实体器官，主营养及人的精神思维活动。"五脏者，所以藏精神魂魄者也；六腑者，所以受水谷而行化物者也。"

脉象

邪气深入脏腑，其脉象特点是整体脉很沉且弱，双手脉中只有一只手的一部脉弦急有力。

整体脉沉且弱，说明正气很虚，邪气深入，正邪相争于深层次的脏腑。

我们再在每一部脉中找正邪相争的主战场，此时会在一部脉中找到异于其他脉的弦急感，此处仍有正邪相战，说明相战的位置就是病变所在脏腑，左寸为心、小肠，左关为肝、胆，左尺为肾、膀胱，右寸为肺、大肠，右关为脾、胃，右尺为心包、三焦。

对比：邪气深入到脏腑与邪气在营卫通道上有瘀堵，脉象都会表现出一部脉异于其他脉。

在营卫不通畅时两手脉是同步的，即左关弦急，右关也弦急，两手脉在同一个脉位是一致的。

病在脏腑，是气血在胸腹腔内的一个脏器瘀堵，脉象只会在一只手的该部脉中有弦急象，另一只手的该部脉与其他脉都是沉弱的。因病入脏腑，邪气位置很深，故脉极沉弱，脉管很细，远细于营卫病。

邪气深入脏腑，必须主战场在深层脏腑才可作为诊断标准。如果某一部脉仅是微微异于其他脉，病人虽有相应脏腑位置不适的症状表现，但是整体症状表现仍是经脉的是动与所生病，而且脉象并没有沉弱入里之感，则不是病在脏腑。

微观上每一部脉都可能会有微微异于其他脉的感觉，这些微微的异常多发生在脉管壁层面，没有发生在血流之中，非病在脏腑。只有一部脉弦急，下按弦急之力深入脉管深层，且整体脉沉微，方是病在脏腑。

邪气深入脏腑，人迎脉大则病在腑，气口脉大则病在脏。冰冻三尺非一日之寒，当邪气深入到脏腑，则病较重，治疗不能求一时之功，需长久治疗，所谓"王道无近功"。

邪气在六腑的治疗

邪气深入六腑，病人会表现出腹腔内相应位置的痞满、相应腑的运化功能异常。

病入六腑，治疗取相应六腑的下合穴。"荥俞治外经，合治内府"，即以"荥、输"为代表的五输穴可以治疗十二经病，下合穴治疗病在六腑之病。

下合穴的取穴体位很重要，只有在相应的体位下，下合穴所在位置的肌肉缝隙才是打开的，针刺才能深入到穴位所在处且避免损伤其他组织。"取之三里者，低跗取之；巨虚者，举足取之；委阳者，屈伸而索之；委中者，屈而取之；阳陵泉者，正竖膝予之齐，下至委阳之阳取之。"（《灵枢·邪气脏腑病形》）

邪气在五脏的治疗

邪气深入五脏，病人会表现出相应的神志问题，一切情志的源头为：魂、神、意、魄、志，分别由肝、心、脾、肺、肾而产生。

在精神活动中，"生之来谓之精"，即生出"我的意识"，这个独立不同于外物的"我的意识"就是精。

"两精相搏谓之神"，即当主体"我的意识"意识到客体存在时，这个瞬间的状态就是神，此时"我的意识"在我与客体之间，具体说明一下，即当我在看某一物体时，我的意识状态既不是完全都注意在物体上忘记了我的存在，也不是只守住我不看物体，而是在我与物体之间流动，此即是相搏的状态，这个状态就是神。

"随神往来者谓之魂"，即意识不流向客体，只关注于我这个主体，意识以主体为中心往来，这个状态就是魂。"并精出入者谓之魄"，即意识只关注客体，不关注自己，全神贯注地在客体中流转就是魄。

"所以任物者谓之心，心有所忆谓之意"，所有关注过的事物都会在心里留下记忆，此即"所以任物者谓之心"，当意识在过去的记忆中流转，这个意识状态就是意。"意之所存谓之志"，即意识根据记忆中的信息对未来发出畅想，意识在想象的未来中流转，此意识状态就是志。

意识只会有这几种精神状态：意识是我与事物在思想上的互动，意识在我与事物之间，为神；意识在我，为魂；意识在事物，为魄；意识在事物的记忆里，为意；意识在虚设的未来，为志。神魂意魄志为五志，源头为一志——精，精的源头是德气的流通。一志分而为五，合则是一，这些内容详载于《本神》之中。

当意识在"我"与事物中间的神的位置郁堵，就不能流向"我"，也不能流向事物，则恐惧不知该向何方，畏首畏尾，此为神伤，病在心；

当意识堵在"我"的位置，只想"我"不考虑其他事物，不关注外在事物，则骄傲狂妄自大，此为魂伤，病在肝；

当意识堵在了事物的位置时，只想眼前的一个事物，即不想自己也不想别的事，这是极度的狂妄偏执，不在乎任何其他人、事物，此为魄伤，病在肺；

当意识堵在过往之中，永远活在过去，则忧愁烦乱，此为意伤，病在脾；

当意识郁堵在虚假的未来中，总是沉迷幻想，对过去的事与身边的事不管不问，此为志伤，病在肾。

"天之在我者德也"，天之在我的德即是仁、义、礼、智、信，人的精神合于天地之德，则受天地之滋养，则五脏强壮，虽偶有忧思之患，不足为病，即使得病亦不足以伤及五脏。若人以自私之心，行于非仁义之事，则失去天地之德的滋养，故治病要看病人的意识状态，"凡刺之法，必先本于神"，如果病人的意识状态中正安舒，虽重病亦有生机。如果病人的意识状态极为偏执，虽轻病亦无药可治。

当病入五脏时，病人的意识状态都较为偏执，同时也会有相应的脏病症状，"治五脏者，半死半生也"，如果病人的意识状态总是不改变，很难有好的治疗效果。

"五脏有疾当取之十二原。十二原者，五脏之所以禀三百六十五节气味也。"当病入五脏，需要针刺治疗的是五阴经的原穴。

注意一个容易被忽略的细节，病在心的治疗原穴为心包经的大陵，因为心不病，心包代心受病。

原穴与下合穴的补泻需视正气抗邪的状态而定，泻这些穴位不会使衰少的气血更少，只是起到疏通郁堵的作用。如果在弦急位置的脉，脉搏搏起有力，则用泻法；脉搏搏起无力，则用补法。其他留针时间等细节与经脉针刺同。

十、总结

现代医学培养的合格的医生，需要在脑中建立一套以解剖、生理、病理、药理为基础的人体系统。用这个系统来分析病证，指导治疗，客观地评价临床疗效。以此培养出的合格医生会始终以冷静的头脑，全程指导自己的诊疗过程，不会迷信，不会夸大疗效，并在这个系统里不断地学习成长，整个医生队伍也在这个大体系里不断地向前探索。

那么中医医生的合格标准是什么呢？我个人认为：合格的中医师，应该学习并充分汲取经典中的养分，这种汲取不仅仅通过别人的注解来获取，需要自己沉下心来日复一日地反复阅读，逐渐放松自己的思维，用古人的思维方式深入体会，将观察疾病的视角由守形改为守神，即时刻体会病人血气，用邪正相争的思维分析病状，探索人体血气的各种变化规律。

以此培养出的合格医生，会用心去探索人体的气血变化，以及气血变化与人体外在表现之间的关系，建立一套以经脉、营卫、脏腑为基础的人体系统；会始终以慈悲灵敏之心去体会病人的痛苦，尽可能选择柔和的方法去治疗，始终以正气的恢复状况来作为评判疗效的最重要依据。合格的中医师他的心是清明的，不会轻易被江湖中的各种方法的神奇疗效所迷惑；同时他的心又是开放的，会不断跟随经典学习成长，并愿意与其他中医师交流学习经典与临床的心得，共同进步。

人体的不适皆为气血失调的外在表现。气血的分布有在经、络、脏腑、四海的不同，由循经的营气与不循经的卫气组成。这些细节每一个都需要牢牢掌握。《灵枢》中许多篇都在开篇用简短的文字，讲述了作为医生的基本素质，如《禁服》言："凡刺之理，经脉为始，营其所行，知其度量，内次五脏，外别六腑，审察卫气，为百病母，调其虚实，虚实乃止，泻其血络，血尽不殆矣。"以上以四个字为一组，组成的短句都是大量知识的浓缩。掌握了这些基础知识并诚心斋戒后，方可传于最关键的诊断人体气血的脉诊，脉诊是以人迎气口脉法为总纲，涵盖了营卫气血各种失常状况。将以上这些掌握，才是成为一名合格中医师的基本素质。

至此，已经将《灵枢》的主体框架大体介绍完毕。

我在本书中没有能力展现出经典的博大，也不能把经典的细节描述出来，我实在没有能力注解经典，只是不忍其被埋没，因而鼓起勇气，明知不可而强解。我知道我的讲解会让经典变得粗浅许多，有些地方难免有误解，希望往圣勿怪，同时也希望读者能够在看过本书后不要过多停留在书中描写的知识，而是真正地拿起经典阅读，深入到经典之中，化心，回归恬淡虚无；化思维，回归简单真实；化针法，回归细腻轻柔。

《灵枢》不仅仅是一本针灸临床看病的书，其中有天人相应的治国思想，有观察人心的处世思想，天道、人道皆有，正如《外揣》所言："小之则无内，大之则无外，深不可以为下，高不可以为盖，恍惚无穷，流溢无极。"本书只摘取了《灵枢》中与临床紧密相关的知识做了通俗的讲解，其他的需要读者朋友自己耐心、细心去学习体会。

宗室之美，百官之富，唯深入经典者内心能知，非言语所能表达，希望读者一定珍惜我们祖先留下的这极珍贵的财富，深入学习并行于临床之中，勿使珍宝断绝于我辈。

附：官针

"凡刺之要，官针最妙"，官，《说文》曰"官，吏事君也"，即服务于君王的官吏。"官针"顾名思义，即服务于君王的医官所采用的针刺方法。

通读《官针》，会感觉这是一篇简短的医学综述，用简要的语言概括了当时比较先进的医学技术。比如篇中提到关刺时结尾处写"或曰渊刺，一曰岂刺"，一个事物给予多个命名，这在《灵枢》的其他篇章里是没有出现过的，因为其他篇章是作者在表述自己的观点，而《官针》则是表述别人的观点，故要说明别人对这种刺法命名上的分歧。

假设未来有一天，如果今后中医学发展到足够强大且非常自信的时刻，若要写一本以中医为视角的医学教材，必然要留出一章来简述现在医学的治疗方法。无论医学的观点或立场怎样分歧，只要疗效客观真实，我们必然会吸纳以取长补短。医学之所以充满门户的壁垒，根本原因还是对自己的医学不够自信，害怕与别人交流后失去自己的阵地。医学只有一个目的，看清疾病的真相并用尽可能小的代价治愈疾病，以此为目的自会在深入自己的医学体系的同时，对别的医学体系保持开放的心态。有生命力的医学一定是以敞开的心态接纳不同，而没有生命力的医学无论怎么封闭自己，也难逃没落的结局。

《官针》是从邪气的损伤角度来观察疾病，并对不同的损伤采取对应的治法，是针对不同层次的损伤以及损伤的程度制定相应的治法。虽然是"以病为视角"谈论治法，而不是"以气血为视角"谈人体，但是我们不能草率地将这一篇的内容划分到"下守形"的针刺之中。因为这篇虽立足于损伤的形，但治法都是柔和的，是用各种巧妙的方法来祛除邪气或修复邪气的损伤，是充分考虑人体气血状况而制定各种治疗方法。有的是祛除邪气恢复气血，有的是在引导人体气血祛除邪气，而非用粗暴的方法在病变处抑制损伤的改变。

九针与九变

《官针》先介绍了九针与九变，九针是九种针具，九变是九种刺法。

九针之中，有的针刺激量极为轻微，如镵针、鍉针、毫针；有的针刺激量比较大，如圆针、铍针。

有的针刺比较表浅，作用于浅层皮肤或经脉，如镵针、圆针；有的针刺深入脏腑、骨节，如长针、锋针。

有刺激比较粗暴的，如圆利针；有刺激比较柔缓的，如毫针。

九变之中，有局部针刺、有远道针刺、有沿经脉针刺、有左右对应针刺，各种针刺方法。九针与九变相结合，就可以产生非常多的针刺方法，可以治疗皮、脉、肉、筋、骨的各种损伤。由此可见当时官方的针刺水平是很高的。

"刺有十二节"与"刺有五"

"刺有十二节"是针对邪气没有深入，且邪气较实，针对不同的损伤位置制定不同的祛邪方法，属于祛邪的针刺。

"刺有五"是针对邪气深入，正气不足，治疗以恢复相应组织的功能，属于扶正的针刺。

"刺有十二节"与"刺有五"都是用普通的针灸针针刺，我常用的是 0.3mm×25mm 与 0.3mm×40mm 的针灸针，非微针。

适用于局部损伤

《官针》的针刺适用于外伤等引起的局部损伤。这些损伤邪气较重，此时如果疏通正气虽有利于抗邪外出，但不如在损伤的局部针刺先将邪气祛除大半，再调整气血则事半功倍。

亦可用于某个较长久的局部损伤，这个损伤局部与人体的气血形成恶性互动，损伤越来越重，使气血越来越不畅通，同时越来越不畅通的气血又导致局部得不到修复而损伤越来越重。临床有一些顽固的疾病，就是因为某一个点的不通导致一系列问题，同时一系列问题又使这一个点更加郁堵。此时就需要在调整气血的同时，用《官针》的方法疏通形体损伤导致的郁堵。

《官针》的针刺针对的是邪气造成的有形损伤。因为官针并非守形针法，而是引导气血对这个受伤的形体进行修复，故辨证施治是针刺要

灵枢理法

遵守的原则。这里的辨证施治并非后世医家的脏腑辨证，不是在头脑中通过症状的推理来思辨证型，而是真实地观察病人局部的损伤。

祛邪的刺法

如果有明显的疼痛症状，说明正邪相争较剧烈，选择祛邪的刺法有十二节针法。

根据损伤的情况选择针法，有是只有一个组织损伤，有是一个邪气导致多个组织损伤。

单一组织损伤

认清损伤的组织层次是辨证的要点。

筋损伤，恢刺；血脉损伤，偶刺；肉损伤，浮刺；骨损伤，短刺；痛处不定，报刺。

多个组织损伤

对分不清哪个组织损伤，则需要根据邪气的性质与损伤状况而选择针法。

寒气造成损伤范围较小，损伤位置较深，齐刺；

寒气损伤范围较大，损伤位置较浅，扬刺；

寒气非常弥散，损伤于表层，直刺；

寒气极深，以致寒厥，阴刺；

寒气沉久成痹，傍针刺；

热气损伤，输刺；热甚化脓，赞刺。

扶正的刺法

如果疼痛隐隐，或长久损伤局部皮肤色泽枯萎，说明正气过于虚衰，选择扶正的刺法有五种针法。

扶正需要引导气血到损伤的组织层面，修复损伤，辨证要点是明晰损伤的组织。

损伤在皮，半刺；损伤在脉，豹文刺；损伤在筋，关刺；损伤在肉，合谷刺；损伤在骨，输刺。

刺禁

最后补充一下刺禁，《灵枢》中有很多刺禁的内容，即某一个时间段里不能针刺某一区域，"必知天忌，乃言针意"。

这些禁刺的时间就是天忌，如《五禁》"甲乙日自乘，无刺头"，《阴阳系日月》"正月、二月、三月，人气在左，无刺左足之少阳"等。

这些禁忌的原理是：在不同的时空里，人的气血会受时空影响而有所偏移。当人体的正气在某一天正好偏移到某片位置时，在这个时段里人体正气在修复这片区域。此时如果针刺损伤这片区域，就会伤害到生气，伤害到生气的损伤则长久不易修复。

故在人气所在的时刻，不要在相应的位置用有损伤的针刺方法，包括九针中损伤较重的针刺以及手术。

微针以及临床通常用的针灸针，不会造成人体较重的损伤，故不受天忌的限制。

这就好比一棵小树，在春天刚发芽的时候，可以修剪树叶、树枝，但是不能碰嫩芽。因为这个时候小树的生气在这个位置，损伤这里就容易造成难以修复的损伤，损伤其他位置只要不太重则不影响生气。

同样在小树刚要开花的时候，也不能损伤花骨朵，结果子的时候不能损伤果实，冬天不能损伤树根，小树的生气在哪里就不能损伤哪里。

但是如果春天在发芽的位置有虫害，我们需要除虫，不能因为春气在树芽处而不治疗。除虫时需要选无创的方法，仍不能伤到嫩芽。

针灸亦是如此，所有有损伤的治疗方法都需要躲避天忌。

道的探索

天命之谓性，率性之谓道，修道之谓教。道也者，不可须臾离也，可离，非道也。

（《中庸》）

一、道的方向

1. 天命之谓性

中国古代圣人一直在思考的问题是：天地孕育万物，万物之中人为最贵，那么人究竟贵在哪里？人拥有了这最珍贵的特质要做什么？

人究竟贵在哪里？就物理机能上而言，每一种动植物都有其独特的机能，鸟儿会飞，鱼儿会游，这些机能是人没有的，但是鸟与鱼并没有因为这种机能而成为万物之长，因此任何独特的物理机能都不能成为最贵的特质。从物理机能的层面来看，如果说鸟儿会使用人类没有的翅膀并不珍贵，那么人会使用工具这个其他动物没有的机能并非人最珍贵所在。就身体机能的综合评分而言，人体机能在动物中属于弱者，速度远不及虎豹，力量远不及象熊，故人体物理上的各项机能都不是人类成为万物之长的珍贵之处。

人类有高速运转的大脑，这个是不是人最珍贵的地方呢？就现在科学的研究数据表明人并非大脑利用率最高的物种，是人类自己太傲慢产生自己最强大的错觉。人类发明了计算机，再强大的大脑在计算机面前也显得极为渺小，如果说强大的大脑是最珍贵的，那么世界的王者就应该是计算机了，很显然计算机只是人类的工具，人有比大脑更珍贵的东西。

人一定有一个能力，这个能力其他动物没有，因为这个独有的能力，所以人把其他动物远远地甩在了身后。我们即使应用工具使自己比其他动物跑得更快，飞得更高，思考得更迅速，这些能力也是其他动物拥有，只是人借助工具发挥得更广一些，并非人所独有。人所独有的是发现规律的能力，这个能力其他动物没有。因为人能发现规律，知道春种秋收的植物生长规律，就可以种植谷物使自己不必茹毛饮血，居无定所；知道动物的生活习性规律，就可以设置陷阱轻易捕捉到食物，也可以驯化动物帮助自己劳作；知道天地与万物和谐互动的规律，就可以顺应这个规律过上幸福健康的生活。

　　眼看、耳闻、鼻嗅、舌尝、大脑思考、身体各种活动，都是人与动物共有的能力，这些能力都非人之所以最贵的原因。人最贵的就是发现规律的能力，并且有能力发现一切事物的规律，去发现一切事物的内在规律，这个方向就是求道。可以说人的天性就是求道，这是天地赋予人类独有的能力，这就是天地赋予人异于禽兽的性，此即"天命之谓性"，我们接下来就将天命的性称为天性。

　　进一步描述这个天性的特点。当石头从高处落下，我们躲开自由落体的石头，知道这个规律不是天性，因为这个规律大多数的动物都知道，只是他们不知道人类为这个规律起了个物理学的名词：重力。我们在物理学上对这个规律的精准描述很高，但当我们的身体在树上时运用这个规律却远不及猴子。所以知道事物表象上的运动变化规律非人所独有的天性，在事物的内部有看不见的力量，这个力量主导着事物的变化，对这个力量的感知是人所独有，为人的天性。

　　候鸟迁徙，并非因为它们知道天地四时寒温的内在规律，只是在他们基因的记忆中长时间形成的生活习性。只有人不仅能感受到四时的变化，更能深入了知四季变化的规律，越是接近圣贤对这个规律的了知越深入细腻真实。粗笨的人了知得比较粗浅，但即使粗浅的了知也是其他动物所没有的。因此圣人与俗人的区别不是知识储备的多少，而是对天性的开发程度，即思考的深入程度，对事物内在规律了知的深入程度。因为对规律的深入了知圣人活出了各自的精彩。

灵枢理法

既然我们的天性是求道，为什么很少有人去顺应天性求道呢？这是因为后天的染习使我们迷失。只要我们愿意静下来，我们的心回归松柔，顺着幸福的感觉流动，这是天地之气带领我们流动，就会去探索事物的内部规律，而非追逐名利。

当一个人长时间沉迷于声色犬马，不能把外放的心收回来，这个人就失去了最珍贵的天性，生命状态如同禽兽。这些人只会追着事物的表象奔跑，记忆事物的表象，命名定义事物的表象，对抗或沉迷事物的表象。他们把力量都用在了表象之中，只能发现表象的规律。所以这些人不会深入去觉知事物内部的规律，甚至会否定超出实体之外存在的内在规律。

把外放的心收回来，去体察存在于事物内部的主宰外在表象变化的规律，甚至是体察天与地、国与家、时与空这一切内部的规律，这才活出了天地赋予人独有的性，才活出人独有的精彩。

2. 率性之谓道

何为率性，即顺应天地赋予人所独有的天性。既然天地赋予我们独有的求道的天命，就一定有异于禽兽的天性。

性即人对待事物的反应，我们喜欢吃好吃的，看好看的，这就是性。这是人和动物所共有的性，非人所独有。因此顺应自己的欲望想吃啥就吃啥，想干啥就干啥是顺应禽兽性，非人的天性。追逐食与色非人之天性，同理可知追逐名与利也非人之天性，是天性被禽兽性所蒙蔽。

人遇到不喜欢的事物就生气，遇到敌人会去拼命，为了族群去争抢地盘，这些其他动物也是如此，因此顺着这份愤怒之心去战斗，亦非人之天性。

人在遇到强大对手时会隐忍，此忍耐亦是与动物所共有，被鞭挞的牛马，被圈养的牲畜，都具有强大的忍耐力，因此以所谓平常心去忍耐苦难，此为低等动物的性，根本不是人的天性。忍耐不是在求道，忍耐不会让人天性发展，忍耐只会带来麻木。

贪求、嗔恨、愚痴都非人的天性，都是天性沉溺于动物性的表现。中国圣人的教育首先是要人的天性从禽兽之中脱离出来。究竟什么才是人的天性？这需要借助圣人的文字来点亮。

　　孟子曰：人皆有不忍人之心，先王有不忍人之心，斯有不忍人之政矣，以不忍人之心行不忍人之政，治天下可运之掌上。所谓人皆有不忍人之心者，今人乍见孺子将入于井，皆有怵惕恻隐之心，非所以内交于孺子之父母也，非所以要誉于乡党朋友也，非恶其声而然也。"

（《孟子·公孙丑上》）

　　当我们看到一个孩子马上要掉到井里的时刻，我们心会怵惕，即一下子紧张起来，如同被揪住的感觉。此怵惕为心的外貌，内在是因为恻隐之心，不忍孩子受到伤害，此"不忍人"之心为人所独有。

　　动物见到马上要落井的生命，会有各种表现，有的会麻木视若无睹，有的会刺激出食欲，有的即使去援助也是本能的行为，但没有怵惕之状，没有恻隐之心。因此心的慈悲是所有动物所没有的，是人的天性。这需要去用心去观察，去观察面对幼小生命处于危险时人与动物的内在反应。如果不去用心观察，而非要为动物辩解，那就永远找不到人所独有的天性了。

　　庄子知道鱼儿在水中欢乐地游玩，这很容易，通过鱼儿优雅从容的姿态，通过鱼儿对外界刺激的反应是否慌张等都可知，有心人自会知道。而擅长辩论的惠施却不去观察，提出"子非鱼，安知鱼之乐"的辩论。这种辩论没有意义，有心之人自知鱼之乐，无心之人怎么辩论也不知鱼是否快乐。因此不要做无意义的辩论，跟着圣人的指引去用心体会，体会人所独有的慈悲。

　　人与动物都是有爱的，人的爱不同于动物的爱。没有动物不喂养自己的孩子，这是动物的爱，而人所独有的爱是基于不忍人之心所建立的，即孔子所谓"仁"。"志于道"是天性，"依于仁"便是率性。

　　或有人会问，发现事物规律的求道行为需要的是清晰客观细腻的思维，为何古代圣人却说需要的是仁心？

　　因为清晰客观细腻的思维是果、是末，而仁心是因、是根。

还是回到场景中来，忽然看到一个孩子马上要掉到井里，当此之时，就这个当下，我们假设自己身处情境之中，探讨不同人的内心状态，以及在这个状态下的大脑思维状况。

有人遇此场景，内心非常冷静，不起任何波澜，以看破生死之状来起心动念，我只想说这种人禽兽不如。当然如果遇此场景，落井下石，说孩子掉井里活该，甚至痛恨这样不听话的孩子为啥不早掉到井里，也是禽兽不如。

有人遇此场景，内心计算得失，计算救这个孩子可以得到孩子父母多少好处，得到多少道德优越感，这依然是禽兽，在此心的状态下即使伸手去拯救了孩子也与禽兽捕捉到猎物的心一致。如果有人遇此场景，惊恐不知所措，失去理性的判断，亦如同受到惊吓的禽兽一般。

接下来是最关键的点，当此场景时我们心怵惕，不忍人的恻隐之心升起，以柔软之心包裹住整个场景，在此瞬间我们的头脑极为安静，此时的大脑思维状况是清晰客观细腻，此时的心是慈悲，是不忍人，是仁，是良知，是上善若水，是真正的爱。

只有以仁心去包裹住所有的感官，此时的头脑才是真正的宁静。只有以仁心去包裹住所有的动物性，此时我们才是真正的人。

只有以仁慈之心去帮助身边的家人、国人、天下人，即修齐治平，如此才能获得真正的宁静。慈心与宁静，不是先慈心帮助后得宁静，而是同时发生，在慈心升起的同时便得到了宁静。

有多广大的慈心，就有多深远的宁静。

宁静的关键不在于静，而在于仁。不能静下来的原因不是自己没有掌握静下来的技巧，而是没有依于仁。

真正的宁静不可能通过训练对境心不起，训练百无所思，训练独自一人守空的方法获得。也不可能通过独特的神功密法达到。只有在根上浇水，在仁心上浇水，自然会拥有清晰客观细腻的头脑。

我们以仁慈的心，以清净的头脑，去探索事物，事物内部的规律会自然呈现出来，我们自然会了知源自于根源的规律，一切自然发生，此即是"率性之谓道"。

这里还需说明，仁慈之心非好好先生，非永远和善，非伪善。如果我们生活的土地面临侵略者入侵，面对面目狰狞的侵略者，我们不忍于生活在这片土地上的同胞受到苦难，甚至会为迷失本心的侵略者而悲痛，此时我们一定会义无反顾拿起武器保卫家国。此时对侵略者发起的愤怒，不是基于仇恨，而是慈悲。"喜怒哀乐之未发谓之中，发而皆中节谓之和""致中和，天地位焉，万物育焉"。

是否愿意回归天性去探索道，这是一个方向性的分水岭。一个人如果总想着身居人上，总想着被别人吹捧，总想着征服别人，每时每刻心发出的意识流都是如爆炸、如尖刀、如火烧，这种意识状态如虎狼无异。这样的心不能让家人幸福，更何况其他人，而自己也必然生活在不幸之中。没有人可以抱着这样的心追逐着自己的欲望，却可以获得幸福快乐的人生，这是天地的法则。

孟子曰"求其放心"，即把外放的心收回来，回到仁的安宅之中，让头脑中杂乱的思绪安静下来，让各种不甘的情绪安静下来，找到人所独有的基于仁的天性，依靠这个天性行走于道中，发现世间万物内部的规律。

"知止而后有定，定而后能静，静而后能安，安而后能虑，虑而后能得。物有本末，事有终始，知所先后，则近道矣。"(《大学》)这是真正顺天性求道之路，亦为医者明达之路。

3. 修道之谓教

《易经》曰："形而上者谓之道，形而下者谓之器。"有形的实体属于形而下，是具体的器具，器具可以用描述形状的数据描述故为形之下。无形的主宰器具变化的规律属于形而上，就是道。这个无形的道是产生有形的力量源泉，是形而下的主宰，在器之上，故为形而上。因为道无形故不能被形状所描述，也不能被语言文字准确描述出来，能描述出来的就远离了道，故"道可道，非常道"。

很多人会说我们现在的物理学定律、数学公式不就是在阐述规律吗？这些能用语言准确阐述的定律与公式都是在对形而下的器做的记录，是基于数据总结出来的规律，运用这些定律与公式可以驾驭许多实体物质，随着定律与公式的不断发展，人驾驭与控制实体的能力越来越强，但这些都不是道。道是在与万物的和谐互动中方能体会到，是宁静的心感受事物内部力量的变化规律，体会到这个规律才是形而上的道。

都是规律，掌握物理、数学上的规律可以在一定范围内驾驭事物，甚至可以在一定程度上控制事物的发展，这份驾驭与控制可以带来兴奋的快感。而了知事物形而上的规律是与事物发生良性的互动，由良性和谐的互动产生的是内心甜美的幸福感。

快感是一过性的兴奋，幸福感是持久的甜美，因此运用这些公式可以在生活中带来快感，但想要自己幸福并带给别人幸福，就必须去找寻不可描述的道。

我不是要否定现在科技在形而下的发展，而是要我们认清科技发展的局限，这些公式与定律作用点是形而下，是末。最重要的本是内心在幸福甜美之中不断的成长，以达到浩然。

方向的选择很重要。庄子曰："吾生也有涯，而知也无涯，以有涯随无涯，殆矣。已而为知者，殆而已矣。"即是说事物的表象不可穷尽，定律与公式也不可穷尽，而人生时间是有限的，以有限的时间却只追着事物的表象求知，则殆矣。

既然道不可描述，而语言文字又是人类文明传播的途径，那如何用具象化的语言文字描述抽象化的道？我们如何通过语言与文字学习到不能被描述的道？灌输与背诵显然是不可以的，灌输与背诵只会使我们更加固守在文字的表象之中，反复地填鸭灌输只会使人固执迂腐或者反抗抵触。在文字之间来回的推理与猜想也是不可以的，这只会让我们推出更多的定理与公式，而且这些定理与公式往往都是"歪理"。

修道的学习首先是要调整自己的心，"同于道者，道亦乐得之"，内心被各种欲望占满则不能求道。道不可被描述，内心合于道的状态亦难以描述，如果非要用语言形容这种心的状态，此时心具备如下的特征：是谦虚，是处于低处；是慈悲，是处于柔软中；是清净，是没有个人信念的污染；是坚毅，能够恒久地观察而不猝然烦躁离开。古人形容此心为仁、良知、恬淡虚无等，心处于此状态是最幸福的，只有在此状态我们才会真实地感知到心是活的，以此心去阅读记载道的文字，自然就会与文字内的道共鸣，内心会体验到道。所有的经典都是为了唤起难以用语言描述的内心感受，是通过共鸣来传播道。

我们以良知去与经典共鸣，去体会《素问·四气调神大论》关于春的描述，"春三月，此为发陈。天地俱生，万物以荣，夜卧早起，广步于庭，被发缓形，以使志生，生而勿杀，予而勿夺，赏而勿罚，此春气之应，养生之道也。"体验心在春天的感受，再体会这段文字带给内心的感受，反复阅读这段话，如果阅读中内心兴奋就安静下来，如果内心没感受就放松下来，如果内心着急不耐烦就谦虚低下来，我们会体会到发陈所表达的真实的内心力量，会体会到天地的生气，会知道顺应这个生气自然产生的合于道的生活方式，进一步学习这一篇就会对春气及四时之气知道得更加细腻，进一步学习其他篇章便自然对人体有真实细腻的认识。这个知道没有知识，是心的体会，故曰"明白四达，能无知乎"。

以此方式阅读《论语·先进》中记载曾点谈论志的言说"暮春者，春服既成，冠者五六人，童子六七人，浴乎沂，风乎舞雩，咏而归"。我们去体会这段文字，用心去感知这个非常有画面感的场景，感知在这个场景中内心的状态，就会体会到孔子为什么大赞曾点，因为曾点不是在高谈阔论，是真实地合于春气的最浪漫幸福的生活。

修道的学习不可着急，急匆匆地读完或背诵经文就没有了内心的体会，就合不上经典所要传达的道。也不可用硬硬的力量去学习，要柔软而持久地体验经典，坚硬会错失道。

道是事物内部最本质的规律，如何认识这个规律就是中国文化的教育，这个规律只有通过不断修正自己的心，用柔软有觉知的心去静静地观察事物，方能领悟这个不可言说的道。这个领悟不是得到新的知识，而是真实地感知到，是一种身心的共鸣，道的学习就是通过共鸣使自己的心越来越细腻，细腻的心对道的体验才能越来越深入真实，在这个过程中自己的心鲜活起来，并不停息地朝向更生动鲜活的源头修正，这是中国文化下的教育。

中国文化里的所有的经典都不是在说教，都不是在生硬地讲哲理，而是启发读者的心去产生共鸣，通过共鸣感受到事物内部隐藏的规律，在这个共鸣之中将规律的每个细节都阐释清晰，这就是圣人的教育，也是中医的教育。

天下教育只有两个方向：一是成功学，二是幸福学。成功学是现在最主流的教育，就是设定一个实体目标，教育就是教你方法达成这个目标。这个目标无论是要掌握一个数学公式，还是要写好一篇高分作文，更大一点考上名牌大学，再大一点挣多少钱，得到多高的名望，这些都是以利益为导向，是以利益为驱动的教育。中国古代圣人的教育并非如此，以中国文化为根基、以孔子为典范的教育，并非成功学教育，而是幸福学教育，是让人通过放松，将紧张封闭的心打开，用打开的心会体会到天地之间的生气，"天地之大德曰生"，当内心与天地之生气在一起时就会体会到幸福，当把这个幸福传递出去的时候，就会体会到更大的幸福，此便是"依于仁"的教育。所以中国的教育是通过放松与共鸣，体会到本自拥有的幸福，再继续深入幸福之中并与事物内部的规律互动，便拥有了将幸福带给身边人、事、物的能力。能够真正帮助身边人远离痛苦获得幸福需要源于道的智慧，非简单的助人为乐，此即是中国修身、齐家、治国、平天下的教育。

我们究竟要名利还是要幸福这是两个方向。追求名利是因为当下不幸福，希望通过索取更多的名与利带给自己幸福，于是便向外求学找寻可以带来名利的事物，如此越求越饥渴，却离幸福越来越远。当我们的方向是幸福时，我们知道幸福不在外在事物之中，而在自己内在的气是否中正平和、柔软慈悲。如果我们止于此至善之中，则是幸福的开始。当我们把这个幸福传递出去时，名与利自然会到来，绝不会缺席。是否愿意改变方向，这是能否深入学习中国文化以及中医的关键。

4. 可离非道

我们更进一步描述修道的学习，学习的主体是人，客体是外在事物，学习就是主体对客体的认识。西方的学者把学习的重点放在了对客体的分析之中，而中国文化的重点放在的是对主体的修正。

中国文化的学习首先是修正自己的心，让自己的心收回来，心不回来是没有办法深入且真实地去探索客体，怀着不正的心去探索事物只会越走越偏离真相，"其出弥远，其知弥少"。收心不是口号，不是知识，而是行动，是让紧绷的心松下来，是让愤愤不平的心安下来，是让追逐攀比的心停息下来，是敞开心去拥抱自然，是用心去聆听经典的引导。

怎么知道自己的心已经准备好去探索客体了呢？古人给出了标准，就是自然。"人法地，地法天，天法道，道法自然"。自然就是没有被砍伐，没有被修饰，最本真的状态。紧张是不自然的，为了对抗紧张陷入慵懒也是不自然的，自然是放松且持久专注；坚硬地对抗是不自然的，为了对抗坚硬陷入无所作为的懈怠也是不自然的，自然是柔软且有活力的流动；暴躁愤怒是不自然的，为了对抗愤怒陷入万事无所谓的低沉也是不自然的，自然是充满恩慈且向往真理。这是自然的雏形，自然是超越文字，不能被文字所描述的，文字只是引导，一旦心体会到了自然，就会和幸福与爱在一起，就找到了天地赋予人的天性，没有什么比鲜活自然的心更美妙愉悦，这就是中国古人修道的教育。

《老子》八十一篇五千言全是在围绕着自然展开，从各个方面描述源于道的自然之心，以及以此心去处事所彰显的德。《孟子》所有篇章也都是如此，围绕不忍人之心展开的恻隐之心、羞恶之心，辞让之心、是非之心，以及由此四心发展而来的仁、义、礼、智四端，都是对自然的表述。《大学》的核心主旨，"大学之道，在明明德，在亲民，在止于至善"，就是对自然的回归，止于至善之中。可以说中国的一切学问都是道学，都是以修身为本的学问。

守住这个自然的心去学习外在事物，得到关于事物的智慧是自然而然发生的。前文说任何事物都是由表象与内在规律组成，表象是内在规律的外在表现，可以被数据测量，是复杂多变的；内在规律是表象的主导，只能以回归自然的心感知到，是沿不变的固定规律运转。心离开了自然的学习，所学的为事物的表象，为复杂的苦差事。即使通过大量的表象学习能够总结出一些规律，这些规律也是基于表象而产生，随着时代的变化表象会变化，研究表象的视角也会变化，这些基于表象的规律

灵枢理法

便都会被后人推翻。当心在自然中学习，是在学习中感受事物引起的内心波动，将事物带给我们的内心波动逐渐清晰，就是求道的学习。所以在这个学习的过程中，始终围绕着自然的心的感受展开，始终没有离开道，故"道也者，不可须臾离"。守住自然的心学习，没有紧张的努力，没有枯燥的死记硬背，是自然幸福地成长。

这个过程中的学习不仅限于书本，而是世间万物皆是道的规律的体现，因此做一切事皆是学，故行就是知。我们游历山川大河不是为了留下记忆，而是去感受山川大河，这个游历就是心的学习。同样守住自然的学习经典，不是记住新知识，不是在已有的知识之中推演，而是让心游历于大道之中，去细腻地感受处于无中的力量，故求知就是心在经典中游历。因此学习求知就是行，与事物互动的行就是学习，知行合一。

当我们的心离开了自然去学习，学习中便失去了心的觉知，此时我们一定是在紧抓着事物的表象不放，把精力都投身到了表象的知识之中，便失去了感悟内在规律的智慧，此时学习所得到的成果一定是建立在表象之上的，而非是源自对内部规律的体会，是离开道的，故"可离非道"。现在很多的观点与学说都是不正的心以扭曲的视角放大事物的局部所产生的，甚至有些也打着中国文化以及修道的旗号，这些观点无论多么有说服性，都只会诱导偏激的人走向更偏激，我们务必时时保持心的中正自然，识别出这些伪道的学问，远离非道。

在守住自然之心的学习中，我们的天性在幸福中得到开发，同时我们感知到了事物的内部规律，于是我们对事物内部规律的感知越来越细腻，同时我们的心也越来越合于道。人独异于禽兽就是仁慈的心与发现规律的智慧，这是天地赋予人所独有的。同时天地让人具有了这个能力，不是要做万物的统治者，而是顺应天地之道以帮助万物回归自然。这里的帮助不是以个人意志的帮助，而是顺应道的规律帮助，以使事物回归有序和谐。修身齐家治国平天下，就是通过学习一步一步使自身、家庭、国家、天下回归有序和谐。每个人都有每个人的使命，每一种工作都有这个工作的使命，我们医生的使命就是帮助病人的身体恢复和谐有序的稳态。

我前面讲了这么多，只为了论述一件事，即人最珍贵的是未被砍伤的柔软灵动的心，即仁慈之心，人拥有这样的心是要去探索事物内部的规律，并运用规律带给别人幸福。我相信我的论述并不能真正说服太多人找到这颗心，因为我的文字比经典粗浅许多，经典的语言都很难以唤醒心灵，更何况我这粗浅的语言。就如同孟子用了无数的论述想要人找到比生命更珍贵的义，他论述的结果是："鱼，我所欲也，熊掌亦我所欲也；二者不可得兼，舍鱼而取熊掌者也。生亦我所欲也，义亦我所欲也；二者不可得兼，舍生而取义者也。"如果我们心是柔软的，听了孟子的描述，内心一定会被触动，会随着孟子文字的引导找到义，当找到义的时候就真实地知道义的珍贵。如果我们心是坚硬的，自己有坚固不愿改变的信念，此时读孟子的论述就会没有任何感受，读过去就过去了，内心不会深入思考，就不会找到义。孟子讲事实摆道理的论述是带领人们反省，在反省中原先固有的信念开始松动，会通过这些论述找到人人与生俱来、本所拥有的仁义之心。如果阅读的人信念牢固，始终在用坚固的信念屏蔽一切可能引起反思的论述，学习只发生在头脑中，没有心的参与，则不会与孟子的文字发生共鸣，不能深入思考其意，也就没体会到孟子所说的仁义。故学过孟子《鱼我所欲也》这篇文章的人很多，真正能在这篇文章的引导下找到义的人并不多。

二、中医之道

中医是中国这片土地上所孕育的医学，医学就是用最真实、最直接的方法认识人体与看清疾病。古人恒处于不可离的道的状态，故用柔软灵动的心观察人体与疾病。在古人的眼里医学本该如此，人体本该就是《灵枢》记载的样子，医生就该是在谈论天人相应、气血运行。这些知识都很真实简单直接，不需要费力去理解，不需要强迫自己相信，不需要准备一大堆基础知识。我们只需要让心启动起来，借助经典的引导去观察人体与疾病，自然而然便看清人体与疾病，自然而然慢慢成长为合格的医生，在这个过程中心会得到更丰富的体验，心会更加细腻柔软。

可是现在人的大脑却很难理解中医，因为不能够实证到经典记载的

灵枢理法

人体，故有人用推理学习中医，有人用经验学习中医，这都是因为没有真实直接地看到。当我们对经典记载的气血没有认知，这些概念在我们的心中没有共鸣，就只能用各种推理或猜测来学习中医，这些或使中医变成难以理解的玄学，或使中医降格成经验医学，这都不是在直接地观测人体与疾病，这就离开了医学的初心。我们学医的目的不应是通过反复地灌输，在头脑里建立一套虚拟的人体系统，而是对人体与疾病最真实、最直接地观察，如此才能贴近真相。

现在许多人为了让大脑理解中医，给予人体与经典各种各样的注解。这些注解为了使看起来不合理的理论合理化而强解，在强解中医的路上各种荒唐不合逻辑的理论层出不穷，同时我们为了让别人相信这种荒唐采取了各种花样百出的包装。中医之道之所以混乱，就是有太多的想象家，他们在自己的脑中想象着各种中医概念，在想象之中思考医学本身就是很荒谬的事，更荒谬的是再以想象为根基不停地繁衍想象，想象出无数的空中楼阁，这使得许多中医学子失去了对真理的判断力，迷失在各种想象之中而始终看不到人体与疾病的真相。古人做学问的方向是明晰的，"学问之道无他，求其放心而已矣"，将外放的心收回来，用这颗柔软灵动的心恒久地观察人体，此则近中医之道矣。所谓"知止而后有定，定而后能静，静而后能安，安而后能虑，虑而后能得。物有本末，事有终始。知所先后，则近道矣"。

停下来在脑中探索虚构的中医，这停下来包括两个层面，一是让脑中的各种猜想与推理停下来，这些只会使我们远离真相，"其出弥远，其知弥少"，这种在脑中构建的解释越多，对真相的了知越少。能够说服骄傲的头脑不是一件容易的事，在自命不凡的头脑里古代圣人苦口婆心的劝说都是无用的。自命不凡的头脑总是会把圣人的言说挂在嘴上，而心却不会去行。另一个层面是让躁动不安的气平静下来，大脑不能安宁是因为气不能够安宁，在各种不安的情绪里人的大脑会不停地猜想与推理，根本停不下来，越想要安静越躁动。此时不要强行压制，这只会适得其反。放松下来，去读读经典，欣赏一下自然，不安的气自会平息下来。人心本是柔软灵动的，躁动紧张的气使人心失去了如实觉知的能力，也使得头脑像猿猴般乱窜，像野马般乱跑。放松下来回归恬淡虚无是幸福的开始，是了知中医之道的开始，恬淡是指内心放松安稳幸福的状态，虚无是指头脑清净安宁的状态，中医及中国文化始于此，亦止于此，守住此心是中医的终始。

1. 诊断之道

放松下来观察人体，一个活生生的生命体来到我们面前，我们的心自然会被人体的活力吸引，这个活力是生命的特征，这个生命活力是人体的主体。人的行住坐立、嬉笑怒骂皆是这个生命活力的外在表现，人的痛苦哀怨皆是在表达生命活力郁阻困顿，对这个生命活力的探究就自然是医学的方向。我们想一想是不是医学本该如此，我们需要用多大的力气来阻止自己心的感受，才能无视人体的生命活力，反而将人体变成一个纯物理化学组成的如同机器般存在？我们只要心是活生生的，就知道尸体里没有我们医生要探寻的生命活力，活生生的生命活力就展现在每一个生命体上，在这个人每一个动作之中，在每一个呼吸之中，在每一个脉搏之中，这里是我们找寻真相的地方。

此生命活力古人就称之为气，"粗守形，上守神"，守住这个气就是守神。这个气不可能用物理化学数据来分析，不能用机器来代替，只能是用心去感知。我们放松下来，用心去观察，这样我们的四诊就都是在描述病人的气，而不是病人的物理指征。

我们的眼睛可以看到人体的样貌，有觉知的心会在这个过程中觉知到样貌背后的气，强壮的体态与孱弱的体态我们心自会知晓，充满生机活力的面色与萎弱的面色我们心也会如实了知，有活力的身体动作与萎靡不振的身体动作我们也会知道，这就是中医的望诊。

我们的耳朵可以听到病人的声音，有觉知的心会在这个过程中觉知到声音背后的气，强壮的气流发出的声音与柔弱的声音我们很容易知晓，强壮的说话语速、语调特点与柔弱的语速、语调特点我们也很容易了知，这就是中医的闻诊。

我们可以问出病人不适的症状，有觉知的心会在这个过程中觉知到症状背后的气，强壮的人所苦、所欲与柔弱的人所苦、所欲是能够清晰

灵枢理法

了知的，强壮的人在描述所苦时的情形与柔弱的人的情形也是我们很容易察觉的，这就是中医的问诊。

我们可以感受病人的脉搏搏动，有觉知的心会在这个过程中觉知到推动搏动的气，强壮的气流与柔弱的气流我们很容易了知，强壮的人脉管的弹力与柔弱的人脉管的弹力我们也能够了知，这就是中医的切诊。

在望闻问切的过程中，我们所得到的信息都是关于病人内在气的状态，强壮指气血旺盛，柔弱指气血虚衰，此仅是从虚实这个侧面观察气血，而且是初步模糊的了知。我们心安宁柔顺地与望闻问切在一起，我们就可以从多个层面了知人体的气血，除了虚实还有如寒热、浮沉、阴阳等层面深入了知气血，了知过程是由模糊变得细腻清晰。

"善诊者，察色按脉，先别阴阳，审清浊而知部分；视喘息，听音声，而知所苦；观权衡规矩，而知病所主；按尺寸，观浮沉滑涩，而知病所生。以治无过，以诊则不失矣。"（《素问·阴阳应象大论》）这是放松下来最自然而然的诊断过程，这个诊断过程是通过有觉知地望闻问切。"心不在焉，视而不见，听而不闻"，如果在诊断中没有心的觉知，就只会看到物理的身体，看不到真实的主导身体变化的气的状态，诊断过程则如同耳聋目盲之人，故在诊断过程中时时保持心的觉知就是中医的诊断。

保持心的觉知的诊断过程，会先对病人当下气偏差的大纲领有所了知，如此则产生一个模糊的人体气血形象，再进一步深入观察，将这个模糊的气血状况一点点看得越来越明晰。在这个过程中我们不是通过任何的数据来了知人体，而是通过心柔软地贴在外在的表象之中，去感受病人内在的气。我们描述一个桌子可以用一组具体的数据准确描述，对这个气的描述是没办法用数据量化的，因为对气的描述实际是在描述内心的感受，这个感受很真实，但描述出来的时候就只能描述出纲领的轮廓。经典的文字都是在描述心对气的感受，是采用与内心产生共鸣的语言描述，是用非数据的语言在如实地描述人体，阴阳与五行是心感知人体时自然要采用的纲领，神客在门是心感知时自然的思辨方式。

我们习惯性地认为我知道了病人的某个异常数据就知道了病人的病

后记 道的探索

在哪里，认为自己之所以不会看病是因为数据不够具体，因此我们太习惯于具体而忽略了模糊之中的真实。每一个家人在你心中的形象都是真实的，一提到某人，他的性格特征、行为方式等我们都很明确真实地知道。同时如果我们用数据描述这些感受则不行，因为这些量化的数据与内心对这个人的认知不在一个维度之中，如果用数据来描述则失去了真实。同样我们可以真实地感知到病人气的特征，这个特征也是数据没办法描述的，因为不在一个维度之中。我们再来看一个病人的症状，病人说头痛，我们所有的数据都只能描述物理上头部的损坏，却没有办法对病人头疼这个痛觉的感受进行如实的描述，如果非要用数据描述出来就失去了真实，而我们的心却可以真实地知道病人头痛时内在气的状态，这个气的状态能真实地反映病人的疼痛。

中医的学习不是灌输，而是切磋琢磨，是内心启动之后，以明觉之心去真实地观察人体与疾病，并在这个过程中改变自己原有的思维习惯。当原先挡住我们看清真相的思维一点点抛弃，我们就明白四达地了知真相。改变诊断时的惯性就是在诊断中有心的感受，不再是拿着一个标准去评测病人的某个指征，一个标准测量病人的指征所得到的是具体点状的数据，这些数据只能描述物理的身体，不能真实地了知病人的气血。诊断中有心的感受，首先要求是内心保持宁静细腻，在诊断过程中安稳地与模糊的内心感受相处，没有烦躁与昏昧，就这样将感受逐渐清晰。如此诊断始终不离整体，以一定的纲领认清人体，整个诊断过程轻松自然的发生。

描述物理的身体，物理数据是真实可靠的，描述人的生命活力，则必须用中医的语言。对物理身体的认识是一个部位一个部位地观察认知，每个认知点越清晰越准确。对生命活力的认知就必须始终不离整体思维，并且是由模糊逐渐清晰下来的认知，即使是再模糊的认知也是比任何数据都更真实的认知。圣人就是长久宁静平和的心观察人体生命活力，以至明白四达、细致入微，我们的观察达不到圣人的境界，相比而言是模糊的，但是我们的纲领一定是与圣人一致的，我们反复阅读经典就是要合上圣人的纲领，并向圣人的心靠拢，看病越来越清晰，这样我

灵枢理法

们的心就会越来越细腻，以合于道。

2. 治疗之道

疾病是让人痛苦的，面对痛苦不同的心会有不同的反应，坚硬的人会想要与之对抗，总想彻底消灭痛苦。而仁慈的人会想的是找到痛苦出现的原因，以及痛苦带给我们的启示。这就产生了两种治疗疾病的理念，第一种是找病去病，即找寻与疾病有关的看得见的实体改变，消灭这些改变，有哪个指标异常就消灭这个异常，有炎症就抗炎，有不可抗的改变就切除，在很多人的思维里治疗疾病就等同于消灭疾病，总是期许一个强大的医学可以达到消灭一切疾病的能力，以此思维方式就很难理解建立在中正之道上的治疗方法。第二种是找到疾病产生的原因，借助规律的力量治愈疾病，这是中医的治疗之道。

当我们以柔软仁慈的心深入到病痛的内部，去聆听痛苦的诉求，就会知道任何病痛的内部都是生命活力（即气血）的通道被郁阻不能畅通所致，而外在的疾病是内在气血异常的外在表现。单独谈论疾病的外在表现古人所知远不及今，但人体内在气血在身体的通道，每个通道之中气血的特点，被郁阻时的表现，这些在经典之中谈论得无比细腻，对气血如实细腻地了知是中医治疗的前提。

气血的通道即是经脉，竖着贯穿人体的是十二正经，正经分出的横行支络为络脉。经脉表层为卫气，经脉之中运行的是营气。经脉内连的是脏腑，经脉汇聚于胸腹内为四海。这个网络每一个位置不通畅所表现出来的病痛我们都需要如实的了知，也要知道相应的脉象特点，"经脉者，所以能决死生，处百病，调虚实，不可不通"。

针对形体的治疗可以采用对抗的方法，而对于人体气血的治疗只能采用疏导的方法，绝不可采用对抗。就如同我们治理河水，只能疏导不能对抗。气血是人体生机的源泉，郁滞了所以造成不适，外在表现为疾病。生机是不可砍伐的，疏导气血以使人体恢复生机这就是中医的治疗理念。疏导的关键是与人体的气血相感，即得气。疏导的方法有盛则泻之，虚则补之，不盛不虚以经取之。泻非砍掉气血，而是让气血加速流通以疏通；补非增加气血，而是让气血汇聚增加流通的动力。

人与人之间紧张的互动是竞争抢夺资源，放松下来的互动是互助互爱，己欲立而立人，己所不欲勿施于人，只要是想要追求幸福的人一定是想要与身边人发生有爱的互动。人事如此，治病亦如此，紧张的人见到疾病是恐惧的，会以对抗消灭的方式治疗疾病。放松的人见到疾病是柔软慈悲的，会看到需要呵护的生机，会以柔软的方式引导人体的气血，会像呵护婴儿一样呵护人体气血，想要帮助人体恢复健康的医生一定会采用温柔的治疗方法。

　　中医治疗的独特之处便是上守机，"上守机者，知守气也"。当守住病人的气血，轻轻地拨动，便可发挥巨大的治疗作用，针灸与汤药皆是如此。治疗没有生命活力的机器，用粗暴的方法是可以的，不满意甚至可以更换一个部件。治疗有生命活力的生命体，粗暴的方法只有在万不得已的时候才能采用，我们要对生命活力充满敬畏之心，这是天地给予我们最珍贵的宝物，顺应此生命活力使其舒畅是医生应该恒守的治疗方法。

　　禾苗长得矮，我们治疗如果是拔高禾苗，这个工作非常辛苦，虽然表面上禾苗高了却因为远离了生机不久必将枯萎。有生命力的禾苗如此，有生命力的人体亦是如此。我们在实体上治疗，非常费劲，就算让某个实体在数据上表现得很优秀，就如同拔起了禾苗使其更高一样，表面再好没有意义，关键是生机是否更充足，如果为了让表面看起来更好而损伤了生机，我们可以确信疾病不久就会加重。

　　中国治事追求的是"使无讼"，即两个人争吵起来发生诉讼，如果只在事上处理，虽可以平息诉讼，但如果不改善大的环境，同样的诉讼还会一直发生。使无讼是改善社会风气，使社会充满正气，人人知礼明义，大环境改变了，就没有了诉讼产生的土壤，如此才是从根源上消除诉讼。中医治病亦是如此，通过改善人体气血的流通，倡导合于天地自然的生活方式，使人体气血恢复生机，没有疾病产生的土壤，如此才能消除疾病。

三、守住初心

这么多年我一直在培养学生，常有人与我讨论中医教育最重要的地方在哪里；中医是否可以像现代医学一样批量生产。关于这两个问题的答案每个人都有自己精彩的答案，我不揣冒昧结合多年的教学经验谈谈我的观点。

1. 中医教育最重点的地方

我认为中医教育的重点是守护好学子的初心。同气，自然相合，同声，自然相应，心合于道，自然会与合于道的医术相合。

合于道不是清心寡欲一无所求，不是遇到任何事都宁心静气与世无争，合于道是内心始终处于上善若水的流动状态，是爱的流动，是仁心的流动。无论是孔孟还是老庄都是在从各个方面来论述这种合于道的状态，或用语言直接描述，或用比喻以类比，或以史为鉴以启发，或让人推理沉思以明达。

我们反复阅读经典，内心会有一个模糊的幸福感觉，会有了大体的方向，继续阅读经典并在处事中磨心，会越来越清晰地体认到道。这个过程是在唤醒本初柔软善良的心，是放心，即收回因长久外放而迷失甚至发狂的心，《孟子·告子上》曰："人有鸡犬放，则知求之，有放心而不知求，学问之道无他，求其放心而已矣。"

经典的方向是明确清晰的，是我们内心欲望纷杂而迷惑。在迷惑中心是不安稳的，带着这个不安焦虑去学习，这种不安会让人一直忙碌地四处学习，找不到方向。在非道的方向上学习，学习越来越多的知识并不能填满内心的焦虑，只会使人更加焦虑，或者为了掩盖这个焦虑而选择傲慢或麻木。在不安焦虑地牵动下学习，以为是在每天获益的学习，方向错了越走越远。中国文化的学习从放心开始，始于放心，止于放心，不离放心。

以柔软的心学习，我们自然会去找寻让心更柔软的知识，柔软的心是灵动敏锐的，具有明辨是非的智慧。真理让人越来越真实细腻地看清真相，这会让人内心明亮。因明亮而更加安心、更加柔软，心自然会在真理中走得更深入，更靠近真理。虚假错误的知识是在扭曲真相，扭曲的真相不能与灵动的心共鸣，心不会与之认同，自会远离。

错误的学说为了获得认同，会用尽方法包装自己，或夸大疗效，或神化祖师，或神秘化理论，或贬损先贤，或以名利为诱，只要内心不安，无论多么自认为聪明的大脑，必会被虚假的包装所鼓动，内心亢奋起来，私欲开始膨胀，在这不安与亢奋中越陷越深。

当我们恒守柔软的心，我们会对内心的迷惑保持警觉，无论通过知识判断某个学说是否为真理，我们都会用心去感受一下，王阳明曰"心外无理"，真理一定会带给心明亮，并且真理带来的是踏实而非亢奋，真理会让心更加柔软细腻，顺着心的理路走，让柔软的心流动，这便是真理之路。

在守住心深入学习经典之后，也需要从后世医家中得到启发。后世医家的论述很多，有的论述我们理解之后会带给内心安稳的明了，能带给我们启发以明道理，这些是我们值得借鉴的。有的论述我们接受之后，会使内心高涨起来，会让自己骄傲，会误认为自己得到了别人不知道的真理。对这种膨胀的心我们要始终保持觉知，在真理前人一定是谦虚的，能够让人膨胀的不是真理而是虚假的包装，对这些学说我们应当远离。

以柔软的心临床，我们如果愿意在面对病人的病痛时始终保持柔软，这个柔软中会有恻隐之心生起，会为病人的痛苦而感到悲伤。这个悲伤如果被坚硬劫持，就会感觉无奈、烦躁、怨恨、逃避，如果这些情绪升起，我们便离开了柔软，如此就失去了悲伤带来的意义。

夜晚会让人宁静，以柔软包裹的悲伤也会让人宁静下来。这个宁静会让我们静静地深入到悲伤的深处，知道病人病痛产生的深层原因，就有了引导病人走出病痛的智慧。

我们以柔软的心深入病人痛苦，认清带来所苦的邪气，认清想要恢复健康的真实所欲，顺着所欲的正气，祛除邪气让正气舒展。当病人的正气得到恢复，我们会看到病人的面色恢复生机，病人的脉象充满胃气，病人的病痛减轻，幸福感增多，与此同时我们的内心也会被感动，

灵枢理法

会体会到被幸福包围的感觉。病人的正气越得以舒展，我们内心的幸福感会越多，这个愉悦的幸福就是恬淡，同时这个幸福又一直在安静之中，依然会安静地聆听病人的痛苦，如此恬淡虚无的幸福是我们医生追求的幸福。

如果我们的治疗不能使病人的正气畅通，治疗无效，我们一直柔软，不陷入沮丧、无奈、烦躁等情绪之中，静静地保持柔软与悲伤，去更深入地观察病人的病痛，去深入分析治疗的不当之处，我们就能在这个过程中增长智慧获得成长。当我们智慧增长，这个增长的智慧会使我们更谦虚，对规律会充满敬畏，不敢有一点的骄傲。同时因为智慧的增长，我们内心迷惑去除，会体会到轻松愉悦的幸福，此亦是我们医生追求的幸福。

医生临床中守仁慈之心不是在用道德绑架，而是心自然想要以此方式流动。在这个过程中充满平静与喜乐，此心就是初心。恒守此心临床就是一次让自己内心更宁静喜悦的体验，同时又能在这个体验中获取看清真相的智慧，没有人会不喜欢这种幸福的体验。有些医生以不安焦虑的心学医，临床也以不安焦虑的心临床，这样临床的目的或是为了名声，或是为了金钱利益，都难以在临床中体验到真正的快乐，也难以学会源自于道的医学。他们陶醉于金钱带来的快感，陶醉于获取名声的快感，他们学习的方向也必然是掌握一项带来巨大收益的技术，或者让别人刮目相看的技术。这样就远离了学医的初心，当心长时间被名利所蒙蔽，就离医道越来越远，也离幸福越来越远。

追求幸福远离苦难是所有人追求的目标，也是一切行为的动力源泉，古代的圣人找到了真正不可能离开的幸福，是老子无为而无所不为的幸福，是庄子逍遥的幸福，是孔子"从心所欲不逾矩"的幸福，是颜回"一箪食，一瓢饮"，"回也不改其乐"的幸福，是孟子"王天下不与存焉"的幸福。所有的圣人内心都是合于道的，是充满幸福的，他们将恒久幸福的方法教授给我们，这就是中国文化。这个幸福不同于快感，也不是只有快乐没有悲伤，也不是独自一个人的快乐，更不是幻想虚构的幸福，是没有让自己膨胀的私欲，内心自然地流动，是克己复礼，是善利万物而不争，在这个柔软有爱的互动中，自己恒处于幸福之中，此是幸福的源头。舍弃这个源头，在名利中找寻，最多只会有短暂的快感，永远不会合于幸福。

所以学中医最重要的不是学什么知识，而是以什么心去学，坚硬的心必然导向虚伪包装的知识，而柔软仁慈的心才会引导我们找到真相的智慧。

2. 中医是否可以批量生产

关于第二个问题中医是否可以批量生产，我个人的观点是一定可以大批量培养出来，但不可以培养出大批标准化的学生。

首先合于道的医学一定是至简至真的，至简至真就一定可以被学生广泛接受，是最容易掌握的，"易用难忘"，故源于道的中医理当能够大批量培养出优秀的中医学子。现在中医之所以并没有被广泛认可，因为人的大脑太复杂了，复杂的大脑使得心失去了灵动的感知。复杂的大脑与焦虑不安的心纠缠在一起，内心越焦虑不安，就越渴望外求复杂的知识，这些复杂的知识扭曲了真相，这些扭曲的真相蒙蔽内心，又带给内心更大的不安与焦虑。于是错误的知识导致错误的方向，错误的方向索取更多错误的知识，越走越远找不回初心。现在我特别痛心于见到勤奋好学的学子，满口的玄学，满口的经验方，这些背后隐藏的是不安焦虑的心。

这个世界上没有自创规律的神仙，没有武侠小说所描写的武林秘籍，这些是不安的心太想要被认可而想象的虚假境界，是一些捕风捉影的虚假信息所构建的梦境。真实的道是朴实的，就在百姓的生活之中，只有谦虚下来去在日常生活、学习与临床中不停地磨，才能真实深切细腻地体会到。

一用就灵的秘方只有在广告中才有，现实中的明医不可能依靠经验方或秘方来得到百姓的认可，更别说通过这些来让自己明达。一个人的心如果被经验方与秘方占满，一提及某病就是一堆特效方，这样思维就变得粗笨，不能够深入去探索疾病的真相，内心没有与真相相合，就离明医越来越远。无论多么神秘的治疗方法，都必须在明达的心的驾驭下

灵枢理法

才会彰显出神奇。

放松下来，不要在远离道的方向努力，以柔软灵动的心读经典，以柔软灵动的心深入病痛之中，如此符合道的规律地学习，慢慢自会成长为明医。沿此方向引导学生读经典与临证，守护学生未被污染的初心，自会培养出许多优秀的明医。"大道甚夷，而民好径"（《道德经》），经典就在那里，学习经典是平坦宽广的大路，太多的学子舍大路不走，在拥挤的小路上挣扎，如此培养不出真正的明医。

在中医的学习中，大家都以经典为根基，同时也会受到后世医家的启发，由于所获取的后世医家的启发不同，故会成长出各有特色的明医。历史上无数的明医，他们的方子相差万里，但他们都是以经典为根基，在技法上都有很高的疗效，只要疗效真实高效我们都可以借鉴，同时这个借鉴是为了使道更明，而非只是经验上的借鉴。中医的学习每个人都读经典，心是相同的柔软仁慈，因为各自不同的成长经历，而展现出来的技法可以各有差异。

在知识上标准化、固定化的学习很容易禁锢一个人的心，使其缺乏灵动。《灵枢·官能》言："各得其人，任之其能，故能明其事。"即是说因材施教，让不同特点的人掌握不同的技术。儒学教育的没落就是因为制定了太多标准化的行为，使得本是彰显本心的教育变成束缚人心的礼教。

"有朋自远方来不亦乐乎"，同学们在一起学习中医，是快乐无比的事。大家在共同的方向上各自成长，和而不同。大家不在名利上攀比，以柔软有德行的人为尊，以能够更真实细腻地了知疾病真相为学习目的，相互启发，共同成长为明医，这对每个学生都是非常美好的成长经历。学不可无友，与柔软仁慈的人为友，相互给予爱的温暖，柔软仁慈的善友是最珍贵的财富。

能够真正带来和平的绝不是高科技，而是仁心。能够带给人体健康的也绝不会是高科技，而是以仁心施仁术。希望以仁者爱人为基础的中国文化可以真正复兴起来，希望以柔软灵动的心所发展出来的中医能够真正复兴起来，希望医道得以传承、践行与弘扬，希望《灵枢》针灸得以传承、践行与弘扬。